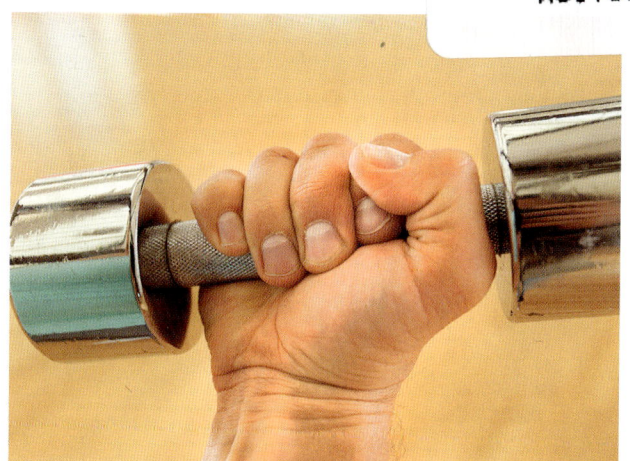

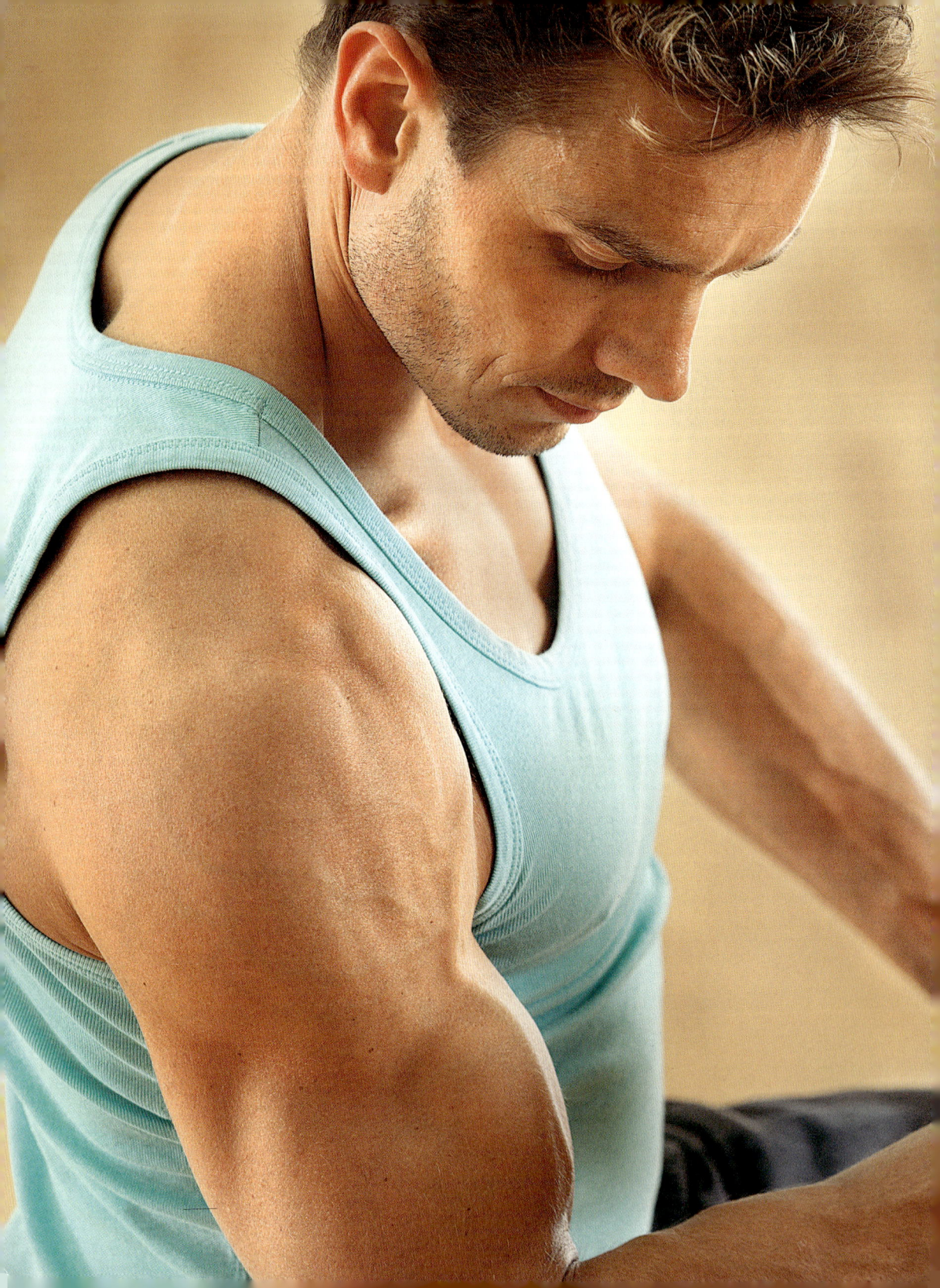

Das Hantel-Trainingsprogramm

Effektiver Muskelaufbau

WOLFGANG
MIESSNER

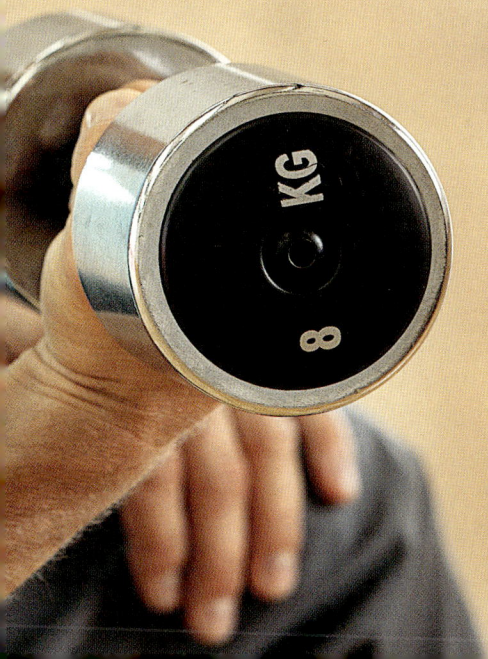

Was Sie in diesem Buch finden

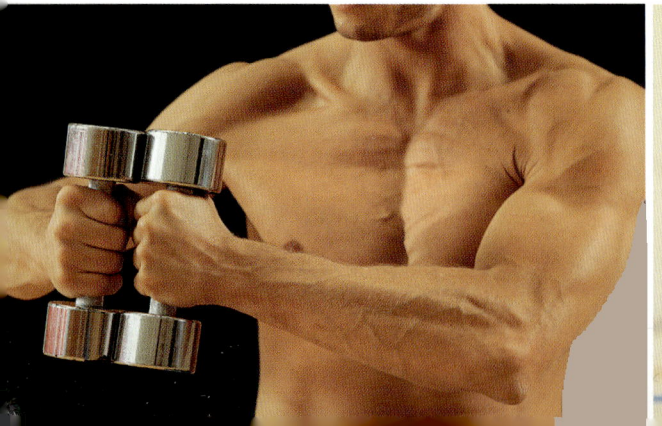
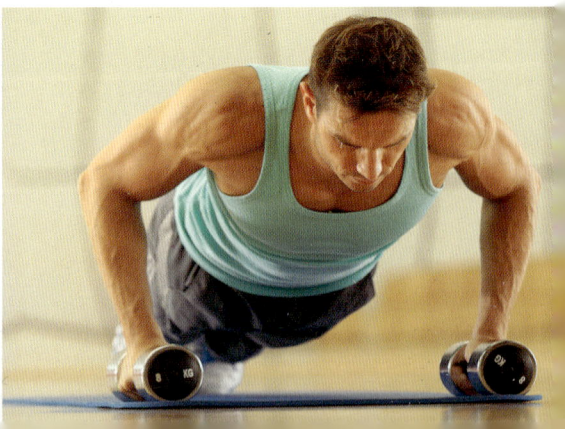

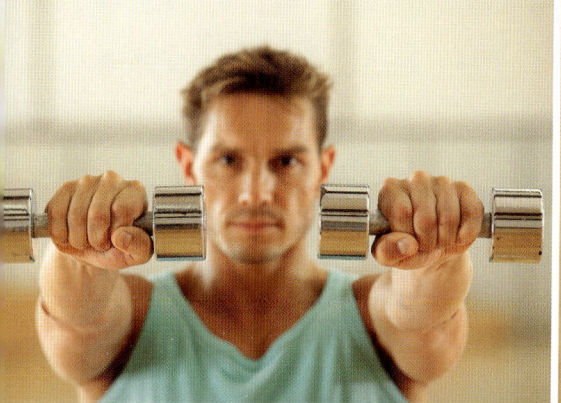
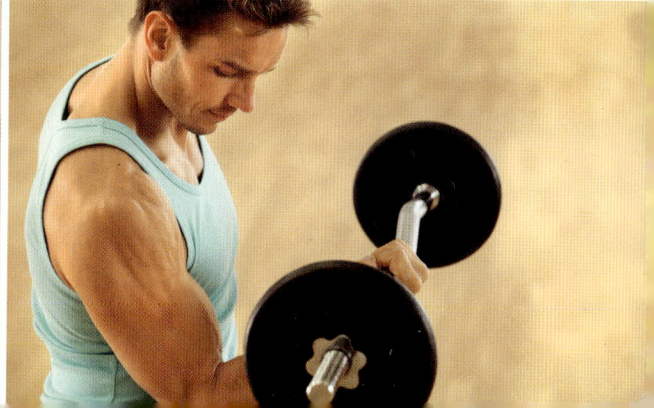

Vorwort

Ich freue mich sehr! Es gibt nämlich nur einen einzigen Grund, warum Sie dieses Buch gerade in den Händen halten: Sie interessieren sich für körperliche Aktivität! Und dies ist gesund, das hat sich ja schon allgemein herumgesprochen, doch fehlt sehr vielen Menschen noch der letzte Funke an Motivation, um auch wirklich damit anzufangen. Die Couch hat oftmals doch noch eine größere Anziehungskraft als die Tatsache, etwas für seine Gesundheit zu tun. Oder sind Sie schon länger »dabei« und wollen Ihr Wissen erweitern und Ihrem Training den letzten Schliff geben? Bestens, denn auch in diesem Fall werden Sie fündig und erhalten viele wissenswerte Informationen, mit denen Sie Ihr Training optimieren können. Welches Motiv auch immer dazu geführt haben mag, dass Sie sich speziell für das Thema Hanteltraining interessieren – jeder Grund sticht!

In den vielen Jahren meiner beruflichen Tätigkeit als Trainer wurde ich bezüglich des Hanteltrainings häufig gefragt: »Ist das denn was für mich?« Die Antwort kann nur lauten: »Ja!« Viele Fachkräfte werden jetzt schimpfen, weil ich die Frage so pauschal beantworte. Obwohl immer noch darüber diskutiert wird, ob Hanteltraining wirklich für jede Zielgruppe geeignet ist, bin ich der Überzeugung, dass dies zutrifft. Es kommt einfach darauf an, *wie* man trainiert. Findet jeder für sich den richtigen Weg, mit den sogenannten freien Gewichten zu trainieren, braucht man sich um Vorurteile gegenüber dem Hanteltraining nicht zu kümmern. Hanteltraining ist eine Sportart, die jedem gerecht

werden kann, vorausgesetzt natürlich, man wird entweder von einem kompetenten Trainer betreut oder man eignet sich selbstständig so viel Wissen an, dass man mit dem Training einen gesundheitlichen Nutzen erreicht. Hanteltraining ist demnach nicht nur für »Eisen fressende Body-Builder« oder Leistungssportler geeignet. Auch Fitnesseinsteiger, Reha-Patienten, Body-Styler oder Rückengeplagte können von einem individuell geplanten Übungsprogramm profitieren. Hanteltraining ist alles andere als schädlich, wie immer noch vielerorts behauptet wird. Aufgrund der Erfahrungen in der Praxis müssen derartige Behauptungen unmissverständlich zurückgewiesen werden.

Durch das Training mit Hanteln lassen sich sehr viele im Alltag geforderte Bewegungen naturgetreu simulieren und spezifisch trainieren. Nicht nur der Kraftfaktor der Muskulatur wird erhöht, sondern auch die Bewegungskoordination – aufgrund der Ausführung von einzelnen Übungen – lässt sich enorm verbessern. Je nach Trainingsmethode kann der Muskel demnach an Kraft gewinnen, er kann sich im Umfang vergrößern oder er wird einfach widerstandsfähiger und ausdauernder. Dadurch wird unser passiver Bewegungsapparat entlastet. Dies spielt vor allem im Bereich der Wirbelsäule eine große Rolle. Das Muskelzusammenspiel – man nennt dies die intermuskuläre Koordination – wird optimiert. Somit arbeiten unsere Muskeln im Alltag ökonomischer und wir sind besser vor Überlastung geschützt. Durch den sehr großen und flexiblen Einsatzbereich von

Kurz- und Langhanteln lassen sich außerdem auch eher kleine Muskeln sehr gut isoliert trainieren. In der Krankengymnastik, der Rehabilitation oder der eigenständigen Verletzungsvor- oder -nachsorge erweist sich dies manchmal als entscheidender Vorteil gegenüber dem durch Geräte unterstützten Muskeltraining.

Hanteltraining ist also für jeden geeignet, vorausgesetzt, man setzt die Gewichte richtig ein. Denn in der Praxis gilt: Jedes Trainingsgerät – egal welches – ist immer nur so gut, wie es entsprechend dem persönlichen Trainingsziel eingesetzt wird. Mit dem Buch »Das Hantel-Trainingsprogramm« können Sie sich Schritt für Schritt in die Thematik vertiefen. Die einzelnen Kapitel beziehen sich zum größten Teil spezifisch auf das Hanteltraining. Vereinzelt, vor allem zu Beginn, schien es jedoch sinnvoll, etwas weiter auszuholen, um eine Wissensbasis zu schaffen, welche für das Verständnis verschiedener Zusammenhänge notwendig ist. Der Übungskatalog bildet den Kern dieser Lektüre. Die Unterteilung der einzelnen Übungen in die verschiedenen Körperregionen erhöht die Übersichtlichkeit. Die Erklärung der jeweiligen Grundübung wird dabei durch Abbildungen, welche immer die Ausgangs- und Endposition darstellen, praxisrelevant unterstützt. Außerdem erhalten Sie viele Informationen über die Gestaltung und vor allem den richtigen Aufbau der einzelnen Trainingseinheiten sowie Hinweise für die längerfristige Planung Ihres persönlichen Trainings. Der Übungskatalog Stretching befasst sich mit den wichtigsten Dehnübungen für Ihr Cool-down. Jede Dehnübung wird dabei einer oder mehreren Kraftübungen zugeordnet. Die Übungszusammenstellung eines individuellen Trainingsplans wird dadurch erheblich erleichtert und ermöglicht so ein Hanteltraining, bei dem alles aufeinander abgestimmt ist. Die Übungsprogramme am Ende des Buches dienen als Ideengeber für Ihr eigenes Training; sie können, müssen aber nicht so durchgespielt werden, wie sie zusammengestellt sind. Hier sei nochmals erwähnt, dass jedes Training individuell geplant werden muss, um den größtmöglichen Nutzen daraus ziehen zu können.

In diesem Sinne wünsche ich Ihnen viele aktive Stunden und ein erfolgreiches Training, mit dem Sie baldmöglichst Ihre persönlich gesteckten Ziele erreichen.

Wolfgang Mießner

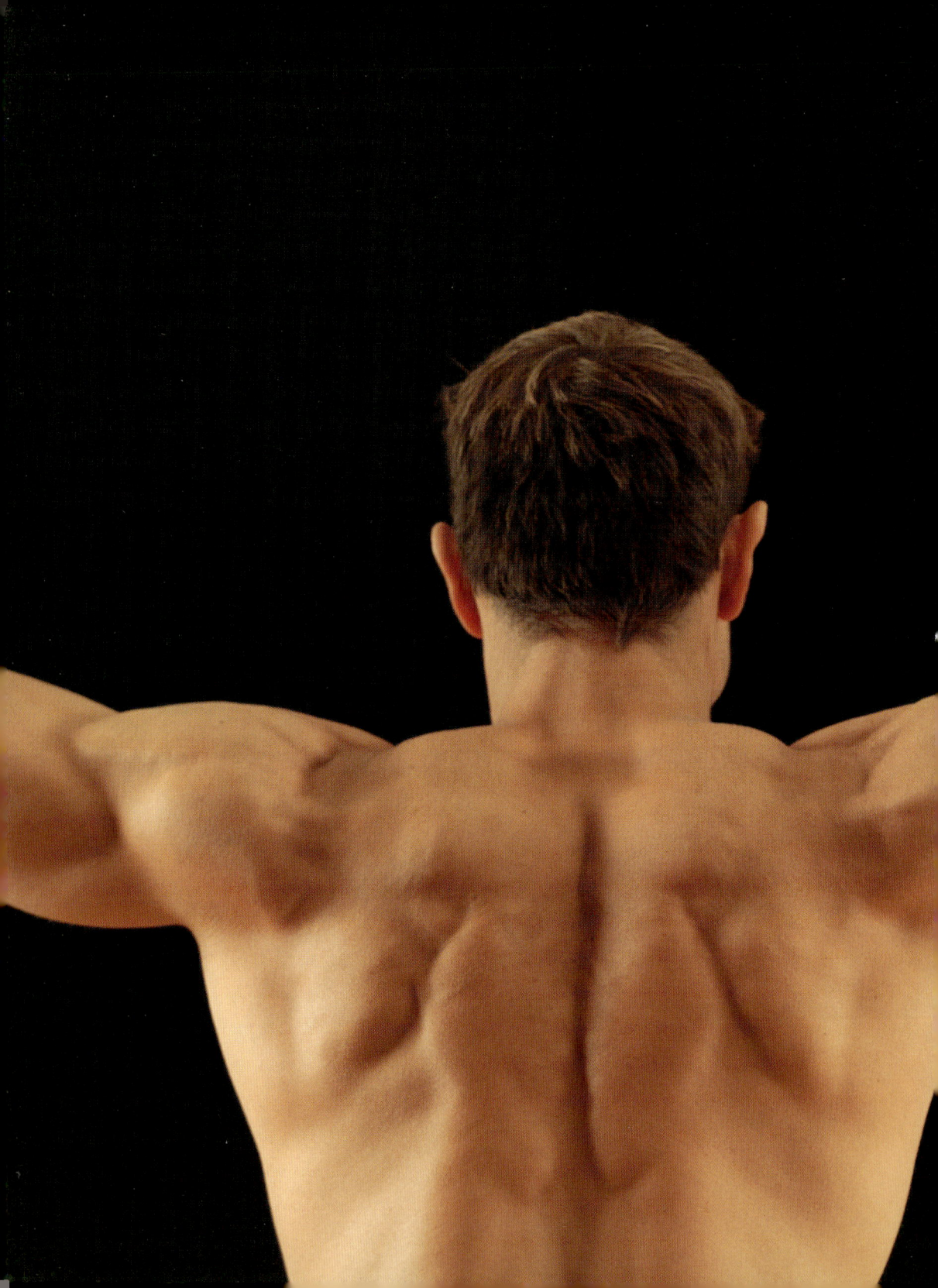

Grundlagen und Training

Effektives Training braucht einen vernünftigen und erfolgreichen Plan, egal in welcher Disziplin. Dieses Kapitel gibt Ihnen einen Einblick in die wissenschaftlichen und medizinischen Grundlagen des Sports, mit dem Sie quasi die Handschrift Ihres persönlichen Hanteltrainings kennenlernen. Verbinden Sie dieses Wissen mit der Praxis und Ihren eigenen Erfahrungen – dann wird Ihrem Erfolg nichts mehr im Wege stehen.

Trainingsrelevante Anatomie und Physiologie

Unser Bewegungsapparat setzt sich aus zwei Systemen zusammen: dem Skelett- und dem Muskelsystem, auch als passiver und aktiver Bewegungsapparat bezeichnet. Zusammen bilden sie eine funktionelle Einheit. Da der Skelettmuskel die Fähigkeit besitzt, sich durch Kontraktion zu verkürzen und damit die gelenkig miteinander verbundenen Knochen gegeneinander zu bewegen, stellt das Muskelsystem den aktiven Teil des Bewegungsapparates dar. Das Skelettsystem ist der passive Teil. Innerhalb des passiven Bewegungsapparates ist die Wirbelsäule der sensibelste Teil, welcher immer wieder große Sorgen bereitet. Dem aktiven Bewegungsapparat, also den Muskeln und deren Fähigkeiten, wird im Folgenden besondere Aufmerksamkeit geschenkt, da es gerade die Muskeln sind, welche mit gezieltem Hanteltraining gekräftigt und gestärkt werden sollen.

Hinsichtlich der Physiologie – also der Lehre von den Grundlagen des allgemeinen Lebensgeschehens, besonders der Funktionen des menschlichen Organismus – interessiert in erster Linie die Muskelkontraktion, ohne die ein gezieltes Training mit Hanteln nicht möglich ist. Wie aus der Kapitelüberschrift zu erkennen ist, wird nur auf die wichtigsten trainingsrelevanten Informationen eingegangen, damit nicht mit unnötigen oder übergreifenden Angaben zu große Abweichungen vom praktischen Bezug zum tatsächlichen Hanteltraining erfolgen.

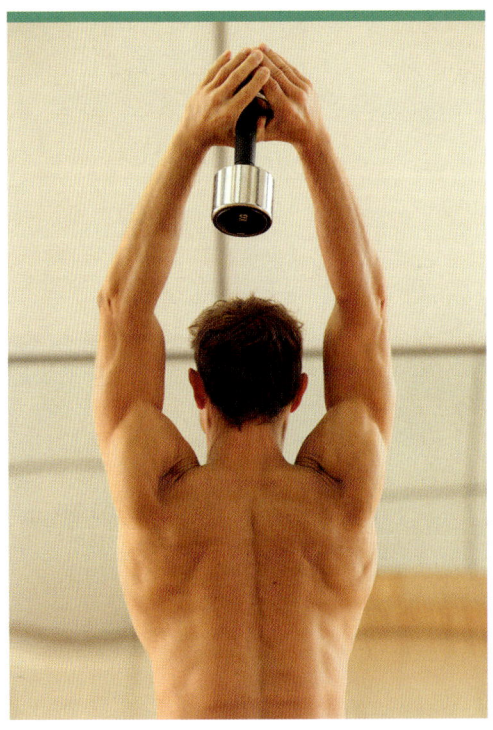

Kräftige Muskeln für einen gesunden Rücken

Die Wirbelsäule

Die Wirbelsäule bildet die zentrale Achse des Rumpfes und reicht vom Hinterhaupt bis zum Becken. Durch ihre Doppel-S-Krümmung wirkt sie wie ein riesiger Stoßdämpfer. Die besondere Form garantiert eine optimale Tragfunktion, da die Körperlast auf mehrere Krümmungsscheitel verteilt ist. Von der Seite betrachtet, findet sich im Bereich der Hals- und Lendenwirbelsäule je eine Hohlschwingung (*Lordose* = Krümmung nach vorn), im Bereich der Brustwirbelsäule und im Sakralbereich eine gegengleiche Schwingung (*Kyphose* = Krümmung nach hinten).

Die Wirbelsäule besteht aus 33–34 knöchernen Segmenten, den Wirbeln. Im Sakralbereich sind die einzelnen Kreuzwirbel (5) und die Steiß- wirbel (4–5) mit den Bandscheiben (Zwischen- wirbelscheiben) verschmolzen. Das tragende Element sind die Wirbelkörper, deren Grund- form in Abhängigkeit von ihrer von oben nach

unten zunehmenden Druckbelastung differiert. Im Lendenwirbelbereich ist die Belastung am größten. Aus diesem Grund sind die Wirbel- körper hier am massivsten ausgebildet, um den einwirkenden Kräften standhalten zu können.

Je zwei Wirbel bilden ein Bewegungssegment. Ein einzelnes Segment ist durch die straffe Ver- bindung durch Muskeln und Bänder in seiner Bewegung relativ eingeschränkt. Erst das Zu- sammenspiel aller Bewegungssegmente der Wirbelsäule ermöglicht die vielseitigen Bewe- gungen des Rumpfes. Zwischen zwei benach- barten Wirbeln befindet sich immer eine Band- scheibe. Sie wirkt als Stoßdämpfer, indem sie

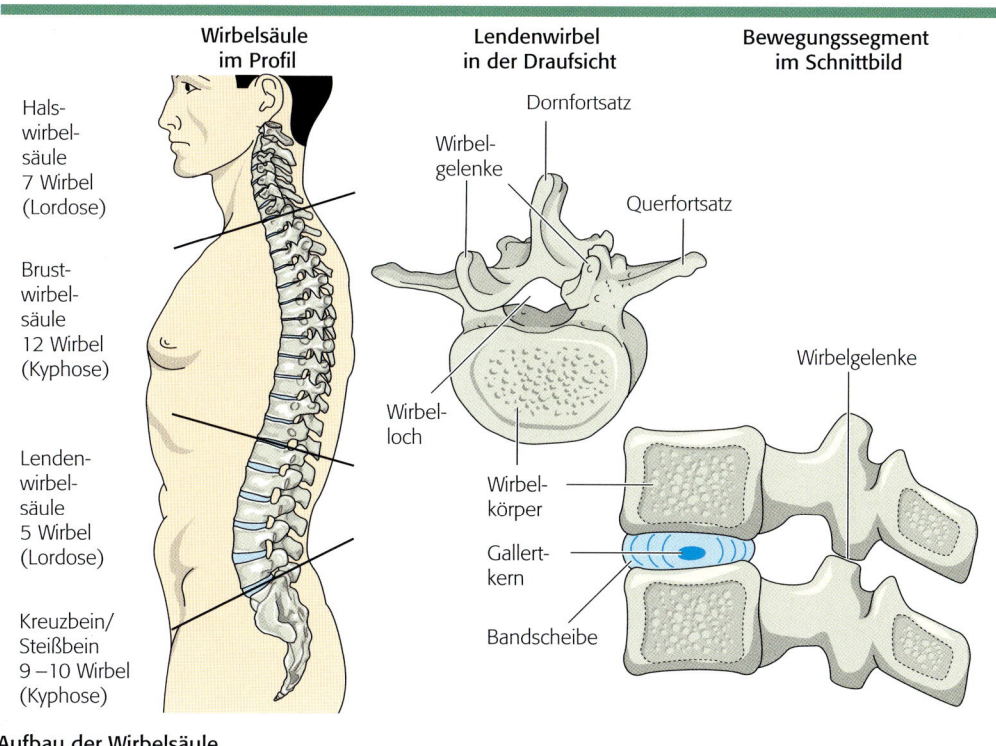

Aufbau der Wirbelsäule

die auf die Wirbelsäule einwirkenden Belastungen elastisch abpuffert (Pufferfunktion). Bandscheiben bestehen aus einem faserartigen, knorpligen Ring und einem Gallertkern, welcher je nach Bewegung in alle Richtungen geschoben wird. Der den Kern umgebende Ring hält diese Ausweichbewegungen in Grenzen, sodass es zu keiner übermäßigen Kernwanderung kommt. Bei Überbelastungen, immer wiederkehrenden Fehlbelastungen, Vorschädigungen oder dege-

nerativen Prozessen der Faserstruktur kann es jedoch zu schmerzhaften Verwölbungen (Protrusion) oder einem Vorfall (Prolaps) in Richtung Nervenwurzeln oder Rückenmark kommen. Insbesondere Beugebewegungen unter Zuglast können zu einem Bandscheibenvorfall führen.

In der Beschreibung der einzelnen Übungen (ab Seite 64) werden Sie deshalb immer wieder darauf hingewiesen, Ihren Rücken gerade zu halten. Nur eine korrekte Übungsausführung in optimaler Bewegungsqualität verhindert auf Dauer solch schmerzhafte Kernwanderungen oder gar Verletzungen des Faserrings. Die Grafik zeigt deutlich die unterschiedlichen Druckverhältnisse bei richtiger und falscher Bewegungsausführung. Nicht nur im Hanteltraining, auch bei Alltagsbewegungen findet dieses Prinzip Anwendung.

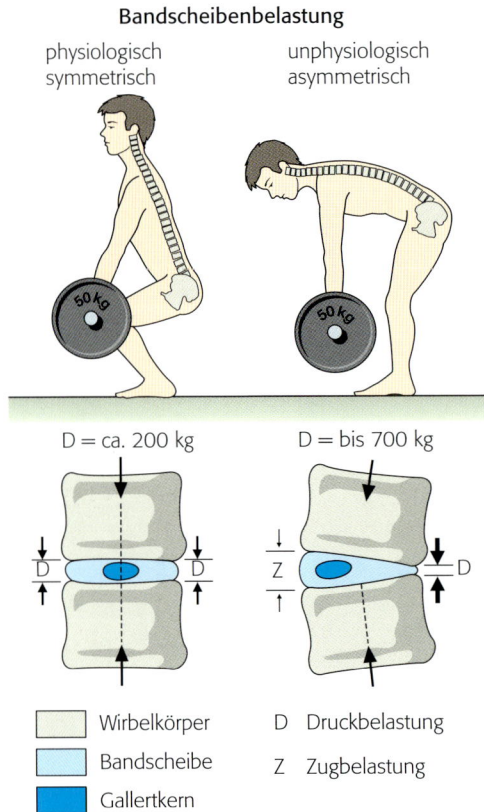

Bandscheibenbelastung

physiologisch symmetrisch

unphysiologisch asymmetrisch

D = ca. 200 kg

D = bis 700 kg

	Wirbelkörper	D	Druckbelastung
	Bandscheibe	Z	Zugbelastung
	Gallertkern		

Belastung der Wirbelsäule bei richtiger und falscher Bewegungsausführung

Die Muskeln unseres Körpers

Unser Körper ist ein wahres Wunderwerk der Natur. Der Mensch beherbergt viele in sich geschlossene Systeme, doch ist jedes vom anderen abhängig. Eines dieser in sich geschlossenen Systeme ist das Muskelsystem, genauer gesagt die Skelettmuskulatur. Sie ist die Muskulatur des aktiven Bewegungsapparates. Bei der Frau macht sie 25–35 % des Gesamtkörpergewichts aus, beim Mann dagegen 40–50 %. Sie ist das weitaus am stärksten ausgebildete Organ des Menschen. Die über 400 Skelettmuskeln haben dabei eine ganz spezielle Aufgabe: Sie sind für die Statik und Bewegungen zuständig. Durch ihren Tonus (Muskeltonus = Spannungszustand innerhalb des Muskels) und ihre willentliche Kontraktion sind wir fähig, aufrecht zu stehen, Arme und Beine zu beugen, zu strecken, heranzuziehen, abzuspreizen, zu heben oder zu senken, unseren Oberkörper zu drehen und vieles mehr. Die besondere Fähigkeit der Muskeln, sich bei Bedarf zusammenzuziehen, ergibt sich aus der einmaligen Bauweise.

Formen und Arten der Muskulatur

Grundsätzlich unterscheidet man drei verschiedene Muskelarten in unserem Körper:

1. Die sogenannte *glatte Muskulatur* der inneren Organe,

2. die *Herzmuskulatur* und

3. die *Skelettmuskulatur*.

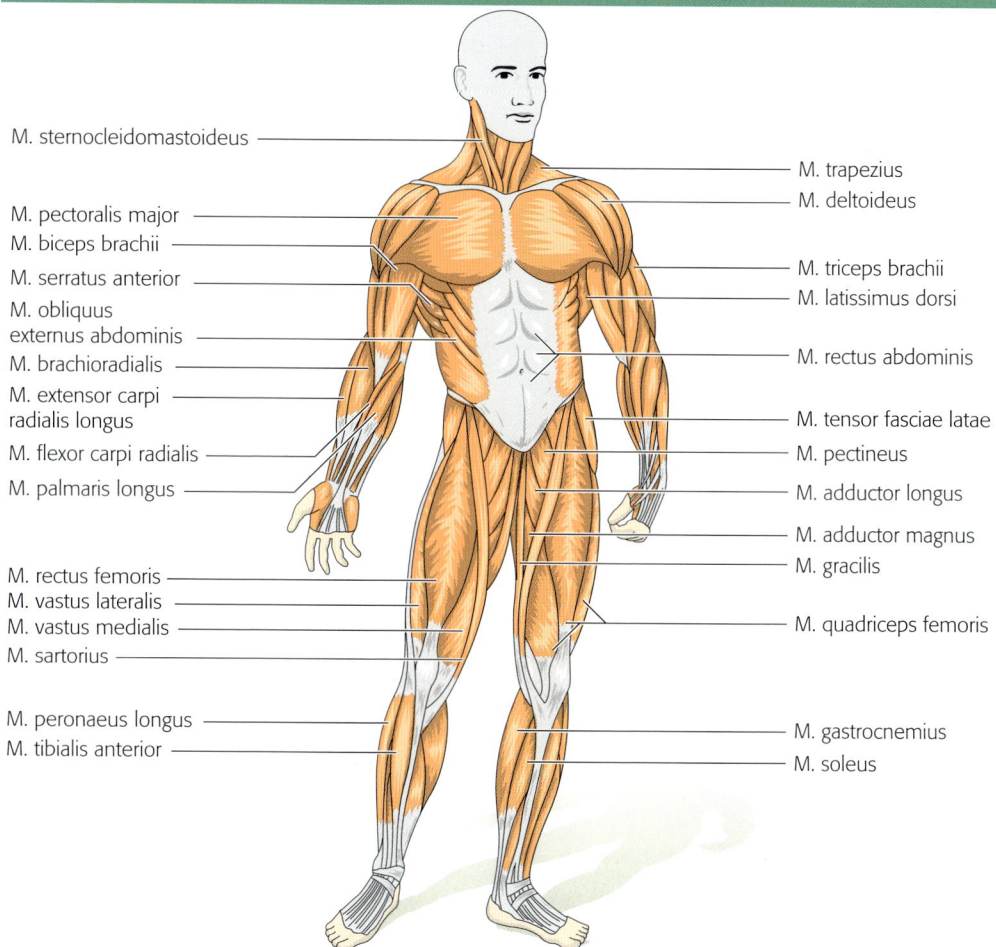

M. sternocleidomastoideus

M. pectoralis major

M. biceps brachii

M. serratus anterior

M. obliquus externus abdominis

M. brachioradialis

M. extensor carpi radialis longus

M. flexor carpi radialis

M. palmaris longus

M. rectus femoris

M. vastus lateralis

M. vastus medialis

M. sartorius

M. peronaeus longus

M. tibialis anterior

M. trapezius

M. deltoideus

M. triceps brachii

M. latissimus dorsi

M. rectus abdominis

M. tensor fasciae latae

M. pectineus

M. adductor longus

M. adductor magnus

M. gracilis

M. quadriceps femoris

M. gastrocnemius

M. soleus

Diese Darstellung zeigt die oberflächliche Skelettmuskulatur in der Ansicht von vorn (M = Musculus). Darunter liegen die sogenannten tiefen Schichten.

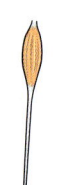 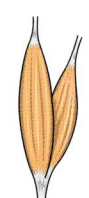 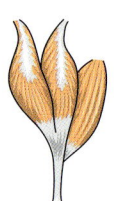 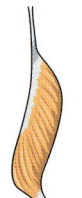 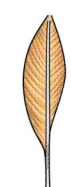 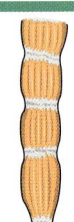

Einköpfiger spindelförmiger Muskel, z. B. M. sartorius

Zweiköpfiger spindelförmiger Muskel, z. B. M. biceps brachii

Dreiköpfiger spindelförmiger Muskel, z. B. M. triceps brachii

Einfach gefiederter Muskel, z. B. M. semimembranosus

Zweifach gefiederter Muskel, z. B. M. peronaeus longus

Mehrbäuchiger Muskel, z. B. M. rectus abdonimis

Formen und Arten der Muskulatur

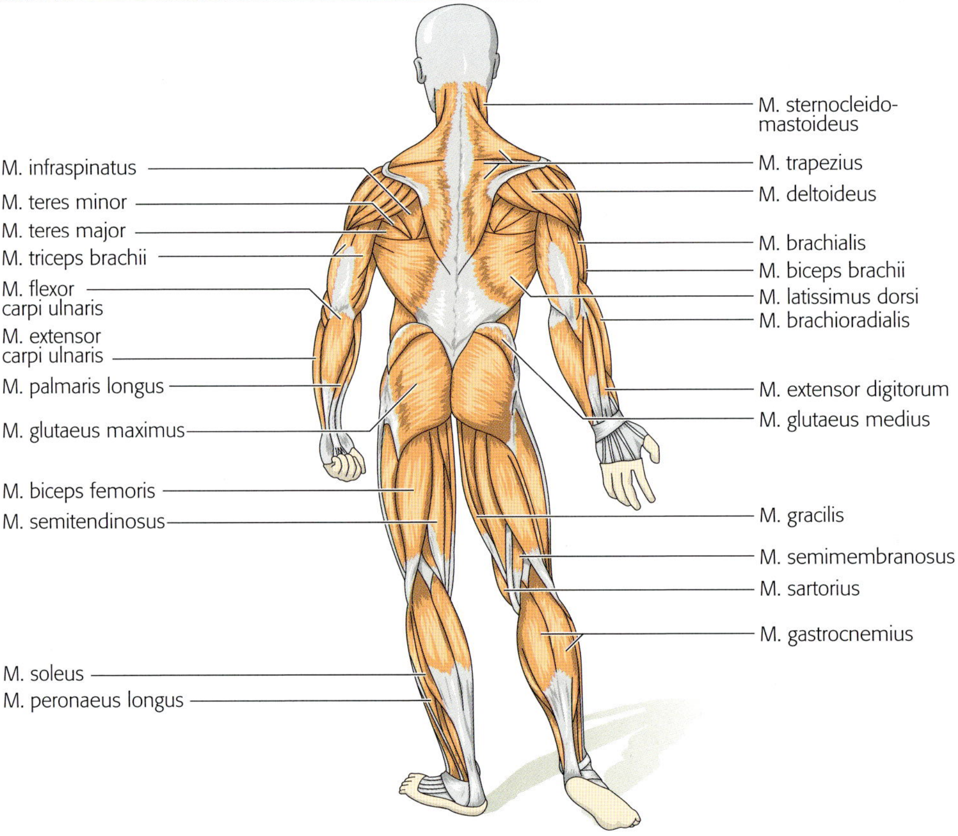

M. infraspinatus

M. teres minor

M. teres major

M. triceps brachii

M. flexor carpi ulnaris

M. extensor carpi ulnaris

M. palmaris longus

M. glutaeus maximus

M. biceps femoris

M. semitendinosus

M. soleus

M. peronaeus longus

M. sternocleido-mastoideus

M. trapezius

M. deltoideus

M. brachialis

M. biceps brachii

M. latissimus dorsi

M. brachioradialis

M. extensor digitorum

M. glutaeus medius

M. gracilis

M. semimembranosus

M. sartorius

M. gastrocnemius

Oberflächliche Skelettmuskulatur, Ansicht von hinten (M = Musculus)

In unserem Fall ist die Skelettmuskulatur, folgend nur »Muskulatur« genannt, die interessanteste Muskelart. Sie ist wesentlicher Bestandteil unserer Körperform. Eine intakte Muskulatur hält, wie schon erwähnt, unseren Körper aufrecht und bewegt ihn. Sie ist also eine aktive Struktur. Aussehen und Form der Muskeln sind dabei außerordentlich verschieden.

Als Erstes lassen sich *spindelförmige*, auch parallelfaserige Muskeln genannt, und *gefiederte* Muskelformen unterscheiden. Diese können über ein, zwei oder mehrere Gelenke laufen (ein-, zwei- oder mehrgelenkige Muskeln) und somit nur an einer bestimmten oder an komplexen Bewegungen teilhaben. Spindelförmige Muskeln können sich in ihrer Länge wesentlich mehr verkürzen als gefiederte. Man findet die spindelförmigen Muskeln deshalb überall dort, wo weite und ausladende Bewegungen stattfinden. Spindelförmige Muskeln können ein, zwei, drei oder vier Muskelköpfe besitzen und ein- oder mehrbäuchig sein. Gefiederte Muskeln lassen sich zusätzlich in ein- und zweifach gefiederte unterscheiden.

Das Muskelgewebe

Wie jedes unserer Organe besteht auch der Muskel aus unzähligen Zellen. Diese Muskelzellen nennt man auch Muskelfasern. Ihr Durchmesser beträgt zwischen 50 und 100 µm (1 µm = 1 tausendstel Millimeter). Im Gegensatz zu einer normalen Körperzelle enthalten sie nicht nur einen, sondern viele *Zellkerne*, die innerhalb der Faser randständig liegen. Dicht aneinandergelegt, ergeben die Muskelfasern den Skelettmuskel. Verfolgt man den anatomischen Aufbau von Groß nach Klein, ergibt sich

das Bild, wie es in der Grafik auf Seite 14 oben dargestellt ist.

Der einzelne Muskel besteht aus einer großen Anzahl von *Muskelsträngen*. Ein Muskelstrang setzt sich aus vielen *Muskelfaserbündeln* (A) zusammen. Würde man nun einem Bündel eine einzige *Faser* (B) entnehmen, entspräche diese der *Muskelzelle*. Eine Muskelfaser wiederum, also die Zelle, besteht aus 100 bis mehreren 1000 parallel verlaufenden, 1 µm dicken

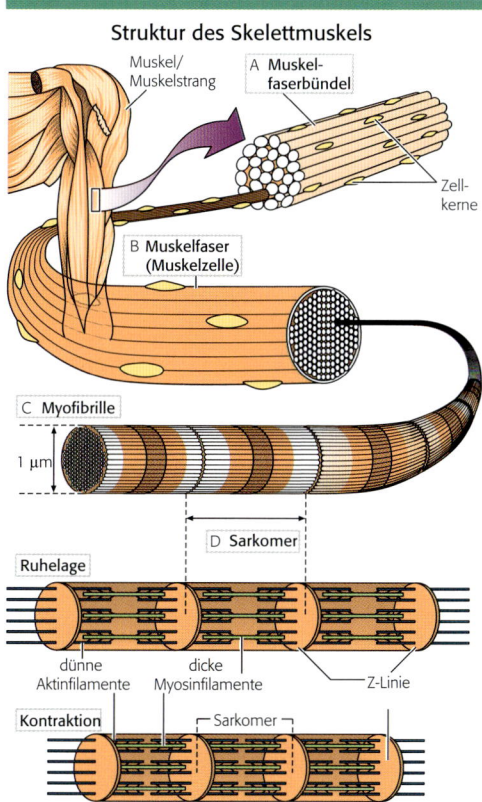

Schematische Darstellung der Struktur eines Skelettmuskels

Myofibrillen (C), die sich aus Tausenden von kontraktilen *Muskelfilamenten* zusammensetzen. Bei den Filamenten unterscheidet man *dicke Myosinfilamente* und *dünne Aktinfilamente*. Aktin- und Myosinfilamente liegen hochgradig geordnet in der Muskelfaser. Dabei wird jeweils ein Myosinfilament von sechs Aktinfilamenten umgeben. Dadurch, dass die unterschiedlichen Filamente sehr streng parallel nebeneinanderliegen, entsteht die optische Querstreifung der Muskulatur. Deshalb nennt man die Skelettmuskulatur auch »quer gestreifte Muskulatur«.

Kontraktion der Muskulatur

Durch Vertiefen des soeben erwähnten Filamentaufbaus wird deutlich, wie die Kontraktion eines Muskels funktioniert.

In der Grafik (siehe Seite 15) ist zu erkennen, wie geordnet die einzelnen Filamente verlaufen. Jeweils ein Abschnitt wird links und rechts durch die *Z-Linie (Z-Scheibe)* begrenzt. Dieser Abschnitt wird als *Sarkomer* (D) bezeichnet. Innerhalb des Sarkomers verlaufen die dicken Myosin- und die dünnen Aktinfilamente.

Das Myosinfilament, welches strangförmig mit seitlich herausragenden Köpfchen geformt ist, bewirkt aufgrund seiner Struktur die Kontraktion. Beim Kontraktionsvorgang ziehen die Köpfchen des Myosinfilaments durch eine Kippbewegung die Aktinfilamente in Richtung Mitte des Sarkomers. Diese Ruderbewegung wiederholt sich bis zu 50-mal in der Sekunde, woraus schließlich eine Verkürzung des Sarkomers erreicht wird. Die Muskelkontraktion beruht also auf der Folge von unzähligem Ineinandergleiten der

Aktin- und Myosinfilamente. Folglich verkürzen sich nicht die Filamente selbst, sondern der Abstand der Z-Scheiben wird gemäß dieser sogenannten Gleittheorie verringert. Dieser Kontraktionsvorgang kann unter anderem nur ablaufen, wenn am Myosinköpfchen eine Energiequelle zur Verfügung steht.

Energiegewinnung der Muskulatur

Über die Aufnahme der Nahrung (Kohlenhydrate, Fett, Eiweiß) produziert der Körper durch die Verbrennung der Nährstoffe Energie, welche wir benötigen, um unseren Organismus mit seinen vielen Funktionen aufrechtzuerhalten. Die Nahrung wird dabei in immer kleinere Bestandteile zerlegt und in Form von energiereichem ATP (Adenosintriphosphat) gespeichert, welches für Energie verbrauchende Prozesse herangezogen wird.

Die Kontraktion der Arbeitsmuskulatur ist z. B. ein Energie verbrauchender Prozess. ATP stellt eine hochenergetische chemische Verbindung dar und ist die unmittelbare Energiequelle der Muskelfaser. Für eine Kontraktion müssen die Phosphatmoleküle des ATP abgespalten werden. Diese Abspaltung setzt Energie frei.

Der intrazelluläre ATP-Vorrat, also die Menge ATP, welche im Muskel gelagert wird, ist jedoch sehr begrenzt und reicht bei maximalen Muskelkontraktionen nur für wenige Sekundenbruchteile. Würde kein weiteres ATP produziert werden, könnten wir uns nicht mehr bewegen, da kein »Sprit« mehr zur Verfügung stünde. Unser Organismus ist jedoch in der Lage, auf verschiedenen Wegen weiteres ATP zu produzieren – auf anaerobem oder aerobem Weg (ohne oder mit Hinzunahme von Sauerstoff). Bei diesen Prozessen der Energiegewinnung wird demnach ständig neues ATP produziert, welches für weitere Muskelarbeit zur Verfügung steht.

Im Krafttraining spielt vorrangig die anaerobe Energiebereitstellung eine Rolle. Dabei fällt unweigerlich der Begriff *Laktat*, die Milchsäure. Bei zu hohen Belastungen wird der Muskel »sauer«, der Laktatspiegel steigt sehr hoch an. Eine starke Übersäuerung zwingt den Betroffenen meistens zum Trainingsabbruch. Im gesundheitsorientierten Krafttraining mit Hanteln sollte die Laktatproduktion deshalb so gering wie möglich gehalten werden. Aus diesem Grund wird im Freizeit- und Gesundheitssport ein Training bis zur vollkommenen muskulären Ausreizung vermieden; die Belastungskomponenten (siehe »Die verschiedenen Belastungsnormativen«, Seite 21) müssen so gewählt werden, dass sie dem persönlichen Leistungsstand entsprechen und die Belastung deutlich vor Erreichen der letztmöglichen Wiederholung beendet wird. In der Fachliteratur werden hohen Lak-

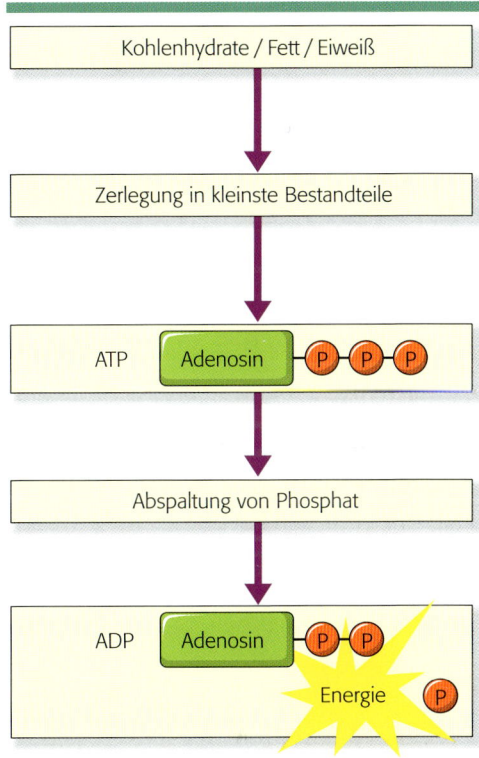

Die chemische Verbindung ATP und die Energiefreisetzung durch die Abspaltung von Phosphat

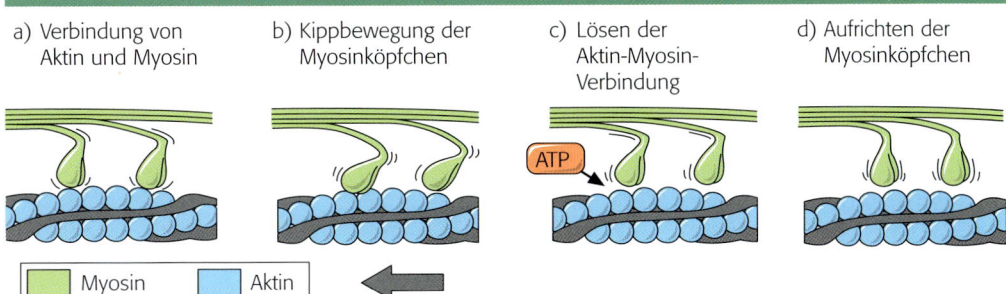

a) Verbindung von Aktin und Myosin

b) Kippbewegung der Myosinköpfchen

c) Lösen der Aktin-Myosin-Verbindung

d) Aufrichten der Myosinköpfchen

Myosin   Aktin

Ruderbewegung der Myosinköpfchen bei Muskelkontraktion (Gleittheorie). Dieses »Rudern« findet bis zu 50-mal pro Sekunde statt, sodass Körperbewegungen fließend werden.

tatwerten im Blut einige negative Auswirkungen auf den Organismus zugeschrieben, z. B. Schmerzen in der Muskulatur, kurzfristige Schwächung des Immunsystems oder erhöhte Stresshormonausschüttung.

Agonist, Antagonist und Synergist

Agonist, Antagonist und Synergist bilden immer eine funktionelle Muskelgruppe, eine Muskelkombination also, welche bei einer bestimmten Bewegung eine Einheit bildet. Die richtige oder, anders ausgedrückt, eine geschulte Koordination der beteiligten Muskeln ermöglicht einen harmonischen und trainingseffektiven Bewegungsfluss. Dieses Zusammenspiel der einzelnen an einer Bewegung beteiligten Muskeln nennt man *intermuskuläre Koordination*. Am Beispiel der vergleichsweise einfachen Bewegung beim Armcurl lässt sich sehr eindeutig das Prinzip der funktionellen Muskelgruppen erläutern.

M. biceps brachii = Agonist (Kontraktion)
M. triceps brachii = Antagonist (Dehnung, Entspannung)
M. brachialis = Synergist (Kontraktion)
M. brachioradialis = Synergist (Kontraktion)

Funktionelle Muskelgruppe am Beispiel der Armbeugebewegung

Agonisten sind Muskeln, die eine gewünschte Bewegung ausführen, indem sie kontrahieren, sich zusammenziehen. In unserem Beispiel beugt der zweiköpfige Oberarmmuskel (M. biceps brachii) den Arm im Ellbogengelenk.

Antagonisten sind Muskeln, die die entgegengesetzte Bewegung ausführen, indem sie sich durch Nachlassen der Spannung dehnen, sich verlängern. Bei der Armbeugung ist dies der dreiköpfige Oberarmmuskel (M. triceps brachii).

Synergisten sind Muskeln, welche die Bewegung des Agonisten unterstützen. In unserem Fall helfen der Oberarm-Speichen-Muskel (M. brachioradialis) und der Oberarmmuskel (M. brachialis), den Arm im Ellbogengelenk zu beugen. Durch diese Parallelschaltung von mehreren Muskeln können Bewegungen ökonomischer ausgeführt werden.

In der Literatur ist oft davon die Rede, dass die Antagonisten einer Bewegung entgegenwirken, sie sollen die sogenannten Gegenspieler sein. Dies mag korrekt sein. Auf die Praxis übertragen, ist ein Gegenspieler jedoch auch der Gegner einer bestimmten Aktion (was nicht besonders positiv klingt), der Antagonist spielt aber nicht gegen uns. Vielmehr macht er eine bestimmte Bewegung möglich, indem er sich entspannt bzw. verlängert und somit die Bewegung (in unserem Beispiel die Armbeugung) durch die dynamische Kontraktion des Agonisten zulässt. Das in der Grafik dargestellte Zusammenspiel von kontrahierenden und sich dehnenden Muskeln findet bei jeder Trainings- und Alltagsbewegung und natürlich auch auf jedem Level des persönlichen Trainingsniveaus statt.

Grundlagen des Krafttrainings

Die folgenden Seiten sind den Grundlagen des Krafttrainings gewidmet, welche man uneingeschränkt auch dem Hanteltraining zuordnen kann.

Krafttrainingsarten

Krafttraining wird als eine Trainingsart zur *Verbesserung der Maximalkraft,* der *Schnellkraft* und der *Kraftausdauer* definiert. Dabei wird zuallererst zwischen allgemeinem und spezifischem Krafttraining unterschieden.

Das allgemeine Krafttraining dient der umfassenden Kräftigung aller Muskelgruppen im Breiten- und Leistungssport und in der Rehabilitation.

Das spezifische Krafttraining dient der gezielten Kräftigung bestimmter Muskeln beziehungsweise Muskelgruppen, die für die Ausübung einer bestimmten Sportart von Bedeutung sind.

Neben dieser grundsätzlichen Unterscheidung lassen sich drei Hauptarten des Krafttrainings ableiten:

1. Maximalkrafttraining
Es zielt darauf ab, die höchstmögliche Kraft, die das Nerv-Muskel-System bei maximaler willkürlicher Kontraktion ausüben kann, zu verbessern. Oder anders: Das Maximalkrafttraining hat die Erhöhung des Maximums der Krafteinwirkung zum Ziel, welche gegen einen Widerstand ausgeübt werden kann.

2. Das Schnellkrafttraining
Es verbessert die Fähigkeit des Nerv-Muskel-Systems, den Körper, Teile des Körpers (z. B. die Arme) oder Gegenstände (z. B. einen Ball) mit maximaler Geschwindigkeit zu bewegen.

3. Das Kraftausdauertraining
Es verbessert die Ermüdungswiderstandsfähigkeit des Organismus bei lang anhaltenden oder sich wiederholenden Kraftleistungen – also eine Steigerung der Fähigkeit, Kraftleistungen über einen langen Zeitraum aufrechtzuerhalten.

Für den gesundheitsorientierten Fitness-Sportler ist das allgemeine Krafttraining von vorrangiger Bedeutung, da er an einer ausgewogen trainierten *Ganzkörpermuskulatur* interessiert ist und nicht nur an einzelnen Muskeln, die für eine ganz spezielle Sportart von Bedeutung sind. Weiterhin spielt die Schnellkraft im fitness- und gesundheitsorientierten Hanteltraining keine Rolle, da wir nicht trainieren, um die Hantel in höchstmöglicher Geschwindigkeit zu bewegen, sondern um unsere *Kraft zu erhöhen* und unsere *Kraftausdauer zu verbessern.*

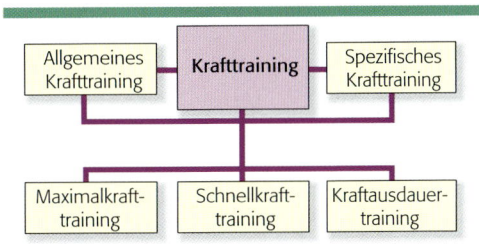

Arten des Krafttrainings

Formen des Krafttrainings

Krafttraining ist nicht gleich Krafttraining, man muss es differenzierter betrachten. Die Antwort auf die Frage »Wie funktioniert Krafttraining?« ist einfach: Arbeiten Sie gegen Widerstände. Halten, heben, drücken oder ziehen Sie Gewichte. Dabei wird unterschieden zwischen statischem Krafttraining und dynamischem Krafttraining.

Statisches Krafttraining

Beim statischen Krafttraining, auch *isometrisches* oder *haltendes* Krafttraining genannt, spannt sich der Muskel an, ohne sich in der Länge zu verändern. Dabei belasten wir einen Muskel oder eine Muskelgruppe gegen einen fixierten Widerstand. Die Spannungsveränderung im Muskel findet ohne Bewegung statt.

Dynamisches Krafttraining

Beim dynamischen Krafttraining, auch *isotonisches* oder *bewegendes* Krafttraining genannt, besitzt der Muskel eine bestimmte Spannung bei gleichzeitiger Längenveränderung. Dabei werden *konzentrische* (positive, überwindende) und *exzentrische* (negative, nachgebende) Muskelarbeit unterschieden.

Bei der *konzentrischen* Muskelarbeit wird der Muskel während seiner Arbeitsleistung verkürzt, er überwindet einen Widerstand. Bei der *exzen-*

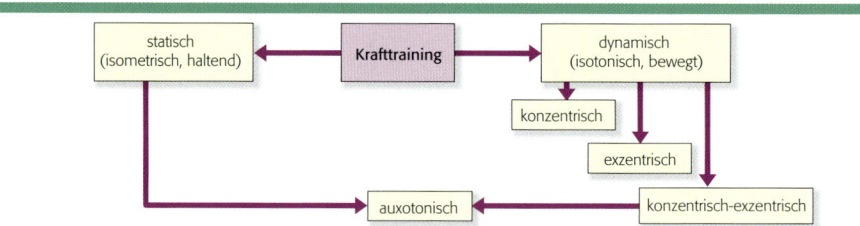

Strukturierung des Krafttrainings nach den Kontraktionsformen der Muskulatur

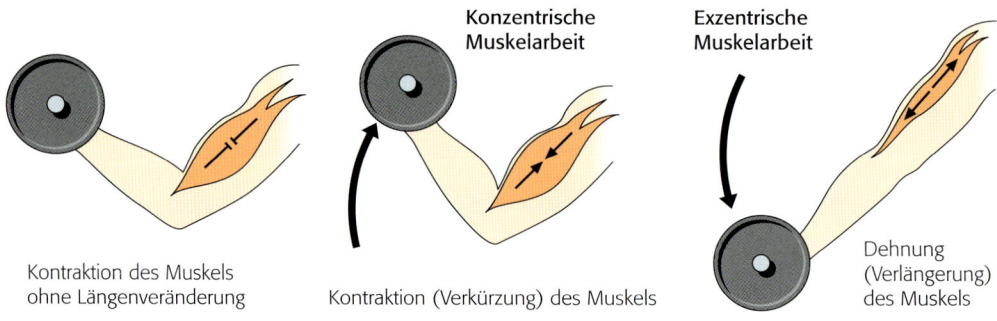

Konzentrische Muskelarbeit

Exzentrische Muskelarbeit

Kontraktion des Muskels ohne Längenveränderung

Kontraktion (Verkürzung) des Muskels

Dehnung (Verlängerung) des Muskels

Schematische Darstellung statischer Muskelarbeit (Oberarm mit Hantel ohne Bewegung, Bild links) und dynamischer Muskelarbeit (Oberarm mit Hantel mit Bewegung, Bild Mitte und rechts).

trischen Muskelarbeit wird der Muskel gedehnt. Obwohl er also unter hoher Spannung steht, gibt er einem Widerstand nach. Die Kombination aus positiver und negativer Muskelarbeit, z.B. das Heben und Senken einer Langhantel beim Bizepscurl, nennt man *konzentrisch-exzentrische* Muskelarbeit. Sie ist wohl die häufigste Form im gesundheits- oder fitnessorientierten Krafttraining mit Hanteln.

Werden isometrische und isotonische, also haltende und bewegte Muskelarbeit kombiniert, spricht man von *auxotonischer* Muskelarbeit. Im Hanteltraining ist dabei die Übung »Bankdrücken« ein klassisches Beispiel: Wir halten das Gewicht in der Ausgangsstellung (isometrische Muskelarbeit), drücken es nach oben (isotonisch-konzentrische Muskelarbeit) und lassen es wieder herab in die Ausgangsstellung (isotonisch-exzentrische Muskelarbeit). Manch fortgeschrittener Hantelsportler, der mit hohen Gewichten trainiert, hält beim Bankdrücken die Hantel oft noch eine Weile in der höchsten Position (zusätzliche isometrische Muskelarbeit), bevor er sie wieder absenkt.

Welche Bedeutung haben diese Definitionen? *Wie* muss trainiert werden, damit sich z.B. die Kraftausdauer verbessert oder durch Muskelwachstum die Körperform positiv beeinflusst wird?

Um diese Fragen zu klären, sollen einige Grundbegriffe skizziert werden, welche deutlich machen, dass im Krafttraining unterschiedliche Belastungsnormativen auftreten, welche den Trainingseffekt wesentlich bestimmen. Diese Belastungsnormativen (auch Belastungskom-ponenten, -kriterien oder -parameter genannt) begleiten das Training von der ersten Minute an.

Die verschiedenen Belastungsnormativen

Die für das Muskeltraining relevanten Belastungsnormativen sind:
- Belastungsintensität
- Belastungsdauer
- Belastungsumfang
- Trainingsumfang
- Belastungsdichte
- Trainingshäufigkeit

Die Belastungsintensität: Maximalkraft- und ILB-Methode

Die Belastungs- oder Trainingsintensität wird durch den Anstrengungsgrad einer Übung bestimmt. Als Beschreibungsgröße wird in der Regel die Last, gemessen in Kilogramm (kg) oder in Prozent (%) der Maximalkraft (Kmax), verwendet. Dabei gilt:

maximal (sehr schwer)	=	90– 100 % Kmax
submaximal (schwer)	=	80– 90 % Kmax
mittel	=	70– 80 % Kmax
leicht	=	50– 70 % Kmax
gering	=	30– 50 % Kmax

Die Begriffe – in der Reihenfolge von maximal bis gering – werden auch verwendet, wenn das *subjektive Belastungsgefühl* beschrieben werden soll. Dabei wird immer vom aktuellen Leistungsstand des Einzelnen ausgegangen. Zu bemerken ist, dass, je höher der Funktionszustand eines Organs (hier der Muskeln) ist, desto höher muss die Intensität ausfallen, um die Aufrechterhaltung des Funktionszustandes oder eine Leistungsverbesserung zu gewährleisten.

Die Maximalkraft

Die Maximalkraft an sich ist zwar nicht direkt in die Kategorie der Belastungsnormativen einzuordnen. Jedoch erscheint es sinnvoll und hilfreich, im Zuge der Definition der Belastungsintensität, die sich an der Maximalkraft orientiert, den Begriff eindeutig zu skizzieren, da er im Verlauf dieses Buches immer wieder vorkommt und da die individuelle Maximalkraft ausschlaggebend dafür ist, das Training über einen längeren Zeitraum »leistungssteigernd« zu planen.

Würde es sich um die rein sportwissenschaftliche Definition des Begriffs »Maximalkraft« handeln, wäre dies schnell geschehen: »Die Maximalkraft stellt den höchsten bei maximaler Kontraktion gegen einen unüberwindlichen Widerstand realisierten Kraftwert dar.«
Die Maximalkraft lässt sich nach zwei unterschiedlichen Methoden ermitteln.

1. Die Maximalkraftmethode

Für eine beliebige Übung wird das maximal mögliche Gewicht (=100 %) ermittelt, mit dem eine einzige Wiederholung durchgeführt werden kann. Schafft man beispielsweise beim Bankdrücken gerade noch so eine Wiederholung

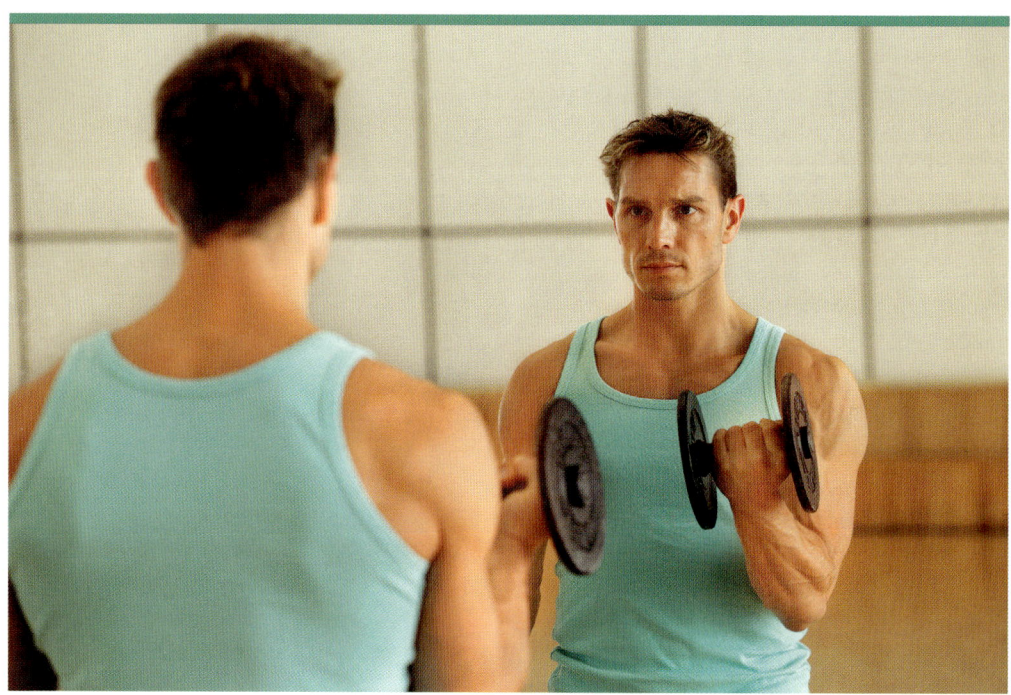

Jeder Leistungstest bedarf der regelmäßigen Durchführung und verlangt vom Sportler ein hohes Maß an Konzentration.

mit dem Höchstgewicht von 80 kg, entspräche dies der Maximalkraft (Kmax), also: 80 kg $\triangleq$ 100 %. Die Steuerung der Belastungsintensität im Verlauf des Trainings richtet sich nun nach diesen 100 %, unabhängig davon, ob die Kraftausdauer, die Schnellkraft, die Maximalkraft an sich oder der Muskelaufbau (Hypertrophie) trainiert werden soll.

Diese Vorgehensweise, seine höchstmögliche Kraft zu bestimmen, ist jedoch äußerst problematisch! Man müsste sich schon intensiv aufgewärmt haben, um das Verletzungsrisiko auf ein erträgliches Maß zu senken. Wer aber intensiv aufgewärmt ist, hat schon nicht mehr so viel Kraft zur Verfügung. Die ermittelte Maximalkraft wäre also nicht wirklich die maximale. Weiterhin müsste die Testperson über einen sehr gut trainierten Muskel-, Sehnen- und Bandapparat verfügen, um den einwirkenden Belastungen bei dieser Maximalleistung ohne Schäden am aktiven und passiven Bewegungsapparat widerstehen zu können. Außerdem setzt dieser Test eine perfekte Bewegungstechnik und ein stabiles und gut trainiertes Herz-Kreislauf-System voraus.

Aufgeführte Gründe, die gegen diese Art der Maximalkraftermittlung sprechen, machen deutlich, dass es sich hier um kein geeignetes Testverfahren für Jugendliche, Einsteiger beziehungsweise wenig Trainierte, ältere Personen oder gar Ausführende mit Rückenbeschwerden handelt! Der fitness- und gesundheitsorientierte Trainierende verlangt nach einer vertretbaren und effektiven Möglichkeit, um seine Trainingsintensität zu bestimmen. Genau aus diesem und einigen anderen Gründen entwickelte das BSA-Lehrzentrum schon vor geraumer Zeit eine gesundheitsverträgliche Alternative: die *individuelle Leistungsbildmethode (ILB)*.

2. Die ILB-Methode

Diese ist eine praktisch orientierte Methode, das heißt, sie nimmt Bezug zum aktuell in einer bestimmten Methode ausgeführten Krafttraining. Als Grundlage dient der individuelle Leistungsbild-Test (ILB-Test). Es wird also nicht nur eine Wiederholung in einer bestimmten Übung mit maximalem Gewicht durchgeführt, sondern so viele Wiederholungen, wie sie auch tatsächlich im Trainingsplan für eine bestimmte Übung festgelegt sind. Diese Methode testet genau den Beanspruchungsbereich, der anschließend trainiert werden soll. Sehen Sie den Test nicht als verlorene Trainingszeit! Wenn alle im Trainingsplan vorhandenen Übungen getestet werden, ist dies bereits eine kleine Trainingseinheit.

Beispiel:

Laut Trainingsplan trainieren Sie eine bestimmte Übung mit 15 Wiederholungen. Entsprechend wird der ILB-Test mit 15 Wiederholungen durchgeführt. Mit welchem maximalen Gewicht (kg) schaffen Sie nun 15 korrekt ausgeführte Wiederholungen? Angenommen, es wären 30 kg. Dieses Gewicht würde demnach 100 % entsprechen. Wenn für Sie als Einsteiger eine Belastungsintensität von 50 % empfohlen wird, müssten Sie diese Übung mit 15 kg nach folgender Rechnung durchführen:

$$(30 \text{ kg} : 100\,\%) \times 50\,\% = 15 \text{ kg}$$

Dieses Beispiel können Sie auf alle Übungen übertragen.

Mit der Bestimmung Ihrer Maximalleistung nach der ILB-Methode erhalten Sie gemäß Ihrem Leistungszustand einen angemessenen Trainingsreiz zur effektiven Adaption Ihrer Muskulatur. Wenn Sie diesen Test in regelmäßigen Abständen für die entsprechenden Übungen durchführen, erhalten Sie als Ergebnis unterschiedliche, im Optimalfall von Test zu Test höhere kg-Werte. Bei jedem Folgetest entspricht der neue kg-Wert wieder 100 %. Dadurch ist die ILB-Methode in jeder Leistungsstufe und für jede Trainingsmethode anwendbar.

Die Belastungsdauer

Die Belastungs- oder Reizdauer gibt an, wie lange eine bestimmte Kraftübung auf die entsprechende Muskulatur einwirkt. Sie bezieht sich auf die Zeitspanne eines Satzes (einer Serie). Benötigt man z. B. für einen Satz mit 20 Wiederholungen bei einer bestimmten Bewegungsgeschwindigkeit 60 Sekunden, so entspricht dies der Belastungsdauer.

Der Belastungsumfang

Der Belastungs- oder Reizumfang stellt die Gesamtmenge an Belastungsreizen, also der bewältigten Last in Kilogramm einer einzelnen Übung, dar. Werden z. B. bei der Übung »Kniebeugen« 3 Sätze mit je 10 Wiederholungen und einem Gewicht von 60 kg durchgeführt, ergibt dies folgende Gesamtbelastung:

$$3 \times 10 \times 60 = 1800 \text{ kg}$$

Der Trainingsumfang

Der Trainingsumfang ergibt sich aus der Satzzahl, der Wiederholungszahl und der Intensität *aller* Übungen in einer Trainingseinheit.

Die Belastungsdichte

Die Belastungs- oder Reizdichte ergibt sich aus dem zeitlichen Verhältnis von Belastung und Erholung innerhalb einer Trainingseinheit und wird wesentlich durch die Pausenzeiten zwischen den Sätzen bestimmt. In der Praxis ist es jedoch eher selten, dass Pausen exakt nach der Uhr kontrolliert und eingehalten werden. Üblich ist die Pausengestaltung nach dem persönlichen Empfinden. Eine hohe Belastungsdichte ergibt sich demnach bei kurzen Pausen zwischen den Serien, eine geringere bei langen Pausen.

Die Trainingshäufigkeit

Die Trainingshäufigkeit gibt die Anzahl der wöchentlichen Trainingseinheiten an. Sie richtet sich nach der Zielsetzung, der Wertigkeit des Trainings für den Einzelnen und dem Trainingszustand. Bei Einsteigern ist eine Leistungsverbesserung bereits mit einem ein- bis zweimaligen Training pro Woche zu erreichen, wogegen bei Fortgeschrittenen das Training auf 3- bis 4-mal pro Woche gesteigert werden soll, um die Leistungskurve nach oben hin aufrechtzuerhalten.

Die Wirkung des Krafttrainings wird also von vielen unterschiedlichen Faktoren beeinflusst. Je nach der Zusammenstellung der einzelnen Komponenten hat es einen anderen Effekt auf unseren Körper. Die Mischung macht's. Natürlich hängt diese davon ab, was jeder Einzelne mit dem Krafttraining erreichen will. Das Trainingsziel und das Trainingsalter (wie viele Wochen oder Monate trainiere ich schon?) entscheidet also über die Art und Weise, wie trainiert werden muss.

Die im Fitness-, Gesundheits- und Breitensport am häufigsten genannten Motive, die zur Ausübung von Krafttraining führen, sind:

- Verbesserung der Figur (Body-Styling)
- Gewichtsreduzierung
- Muskelzuwachs (Body-Building)
- Verbesserung der Fitness und des allgemeinen Wohlbefindens
- Beseitigung von Rückenbeschwerden

Wie funktioniert Krafttraining?

Wie bereits beschrieben, besteht der Muskel aus Tausenden von mikroskopisch kleinen Muskelzellen, den Muskelfasern. Diese haben letztendlich nur eine einzige Funktion, nämlich sich zusammenzuziehen. Dabei folgt eine einzige Muskelfaser dem »Alles-oder-Nichts-Prinzip«. Das bedeutet: Entweder ist der Reiz, welcher auf sie einwirkt, groß genug, sodass sie kontrahieren kann, oder er ist zu gering, sodass sie gar nicht reagiert. Die Kontraktion einer einzelnen Muskelfaser überträgt sich summarisch auf den ganzen Muskel, der Verursacher einer bestimmten Bewegung ist, was aber nicht bedeuten muss, dass z. B. beim Armbeugen sämtliche Muskelfasern der Armbeugemuskulatur kontrahieren.

Wie viele Muskelfasern innerhalb eines Muskels aktiv werden oder werden müssen, hängt davon ab, wie intensiv der Reiz ist. Wie viele Muskelfasern müssen also kontrahieren, damit

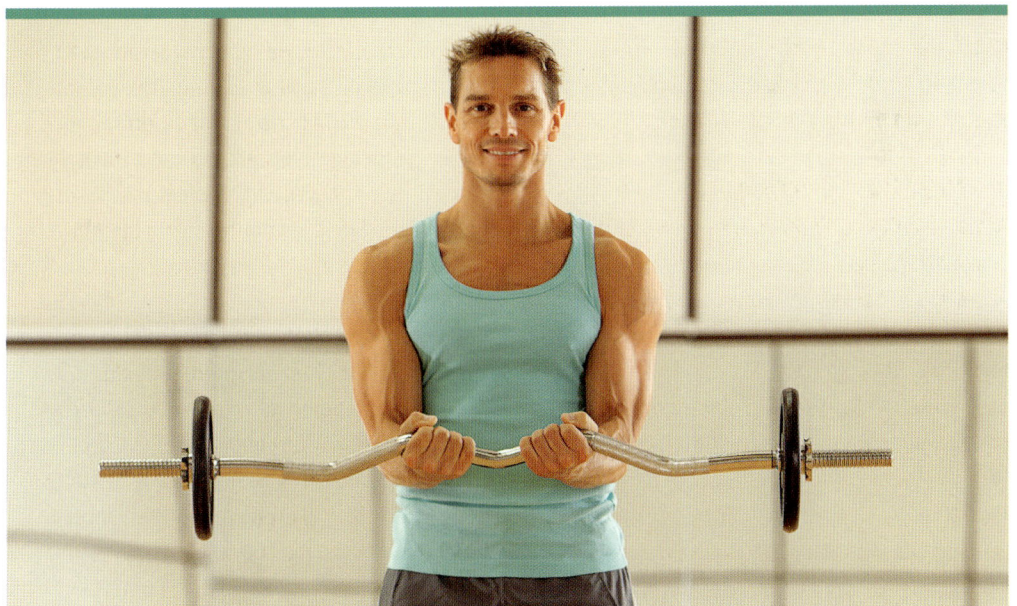

Bei niedrigeren Reizen (wenig Gewicht) sind weniger Muskelfasern gleichzeitig aktiv als bei Reizen, welche durch hohe Trainingsgewichte entstehen.

ein bestimmtes Gewicht bewältigt werden kann? Ist das Gewicht niedrig, genügt die Kontraktion einiger weniger Muskelfasern. Ist das Gewicht hoch, kontrahieren mehr Muskelfasern, damit das Gewicht gehoben, geschoben, gedrückt oder gezogen werden kann.

Werden diese Erkenntnisse auf den Alltag übertragen, kann folgender Schluss gezogen werden:

- Belasten wir uns nur für Bewegungen, die wir unbedingt ausführen müssen, ist wenig Muskelaktivität notwendig. Der Muskel hat demnach keinen besonderen Grund, stärker zu werden. Viele Muskelfasern schlummern sinnlos vor sich hin, der Muskel ist schwach, jede kleinere Anstrengung wird zur Tortur.
- Belasten wir uns dagegen über die Notwendigkeit hinaus, indem wir trainieren, zwingen wir den Muskel »aufzuwachen«, um viele oder gar alle Muskelfasern zu aktivieren, die ihm zur Verfügung stehen. Diese Trainingsbelastung, die den Muskel sozusagen aus seinem gemütlichen Gleichgewicht reißt, zwingt ihn dazu, sich dieser neuen Aufgabe zu stellen. Er reagiert, indem er sich anpasst. Einfach ausgedrückt: Dies ist das Geheimnis des Trainingserfolgs.

Die Bewegungen des Menschen im Alltag oder während des Trainings werden deshalb möglich, weil die Muskeln über die Gelenke gespannt und über die Sehnen mit den Knochen des passiven Bewegungsapparates (Skelett) verbunden sind. Zieht sich der Muskel nun durch einen willentlich erzeugten Reiz zusammen, überträgt er die Kraft auf die Knochen. Ist der Reiz so hoch, dass der Muskel über sein ge-

wöhnliches Maß hinaus aktiv sein muss, sprechen wir von Kraft- oder auch Muskeltraining.

Krafttraining wirkt sich aber nicht nur positiv auf die Muskulatur aus, sondern zeigt auch Anpassungserscheinungen des passiven Bewegungsapparates (Knochen, Knorpel, Sehnen und Bänder). Diese Adaption erfolgt im Vergleich zur Muskulatur – aufgrund des deutlich geringeren und verlangsamten Stoffwechsels – jedoch relativ langsam und sollte grundsätzlich bei der Trainingsplanung berücksichtigt werden, um Überlastungserscheinungen zu verhindern.

Krafttraining mit der Hantel

Mit dem Trainingsgerät »Hantel« kann jeder erfolgreich trainieren. Das vorher definierte Trainingsziel (= was will ich erreichen?) entscheidet über die Trainingsmethode (= wie muss ich trainieren?). Durch eine sinnvolle Abstimmung der verschiedenen Belastungskomponenten ist das Hanteltraining eine Sportart, welche sehr vielen Zielgruppen gerecht wird. Es ist ebenfalls dazu geeignet, sich auf andere Sportarten spezifisch vorzubereiten und vieles mehr.

Die einzelnen Übungen bleiben im Training immer die gleichen, nur deren Zusammenstellung im Trainingsplan und die Belastungskriterien ändern sich entsprechend der Zielgruppe und dem Trainingsziel.

Training für Einsteiger

Einsteiger besitzen den Vorteil, dass sie sehr schnell einen spür- und sichtbaren Erfolg verbuchen können. Nach 5–6 Wochen regelmäßigen Trainings haben sie schon ein gutes Niveau erreicht, sodass nach dieser Zeit das Training langsam umgestellt beziehungsweise angepasst werden sollte, um einen weiteren Leistungsanstieg zu erreichen. In den ersten Wochen steht auf jeden Fall die Gewöhnungsphase des Körpers an das Training in Form von Kraftausdauertraining im Vordergrund. Schließlich springt ein Motorrad, das jahrelang in der Garage stand, auch nicht sofort an. Behutsamkeit heißt die Devise! Aus diesem Grund muss unbedingt das sogenannte »sanfte Krafttraining« im Vordergrund stehen. Dabei wird auf keinen Fall bis an die persönliche Leistungsgrenze trainiert! Muskeln, Sehnen, Bänder und weitere beim Hanteltraining beanspruchte Strukturen benötigen eine gewisse Zeit, um sich den neuen Trainingsbelastungen anzupassen.

Auch geht es im Einsteigertraining darum, die Leistungsfähigkeit verschiedener Organsysteme zu optimieren. Dies geschieht nicht von heute auf morgen. Das Herz-Kreislauf-System, das Muskelsystem, teilweise auch das Atmungssystem und sämtliche Stoffwechselvorgänge sollen zwar *ge*fordert, aber auf keinen Fall *über*fordert werden!

Einsteiger sollten die Bewegungsabläufe aller Übungen zuerst ohne Hantel üben und verinnerlichen. Dabei werden sie merken, dass es einfache und schwierigere Bewegungen gibt. Meist sind die einfachen Bewegungen eingelenkig, das heißt, nur ein Gelenk ist an der Bewegung beteiligt. Die komplexeren Bewegungen sind mehrgelenkig und erfordern daher eine erhöhte Koordinationsfähigkeit (intermus-

kuläre Koordination). Je mehr Gelenke an einer Bewegung beteiligt sind, desto schwieriger wird die Übung und desto mehr Fehler in der Ausführung können sich einschleichen.

■ Unabhängig von Ihrem Trainingsziel trainieren Sie in den ersten 8–12 Wochen unbedingt nach der Kraftausdauermethode, also mit etwa 15 Wiederholungen (WH) pro Übung und einem Gewicht, das Sie nach subjektivem Belastungsempfinden gering bis leicht beansprucht. Wählen Sie 1–2 Übungen pro Muskelgruppe und führen Sie 1–2 Sätze pro Übung durch. Anschließend bestimmt Ihr Trainingsziel, nach welcher Methode Sie weitertrainieren sollen (Kraftausdauertraining 15–30 WH, Muskelaufbautraining 8–12 WH). Führen Sie dann weitere ILB-Tests (siehe Seite 23) für Ihre Übungen durch. Sie erhalten für jede Übung einen Wert (kg), der 100 % ILB entspricht.

Für Einsteiger gilt:
■ Die ersten 2–3 Wochen gelten als Orientierungsphase. Hierbei testen Sie einige Übun-

---

TIPP Unterschätzen Sie die Bedeutung dieser Adaptionsphasen nicht! Wer, gerade am Anfang seiner sportlichen Karriere, mit dem Training übertreibt, wird bald sein »blaues Wunder« erleben. Der Körper würde streiken. Muskelkater, Leistungsverlust, fehlende Motivation, im schlimmsten Fall Verletzungen wären garantierte Folgen, die zum Trainingsabbruch führen würden. Deshalb bitte keinen falschen Ehrgeiz!

Wichtig

Voraussetzungen für das Fortgeschrittenentraining, welches eine Erhöhung der Belastungskomponenten beinhaltet, sind immer ein gesundes Herz-Kreislauf-System
und ein intakter, beschwerdefreier Bewegungsapparat.

gen aus und stellen fest, wie das Training auf
Ihren Körper wirkt.

- In den Folgewochen erhöhen Sie die Trainingshäufigkeit von 1- bis 2-mal auf 2- bis
  3-mal wöchentlich.
- Anschließend erfolgt eine Mehrbelastung
  durch Erhöhung der Wiederholungszahl pro

Übung, Erhöhung der Satzzahl pro Übung,
Erhöhung der Übungen pro Muskelgruppe
und – aber erst als Letztes – eine Intensitätssteigerung durch Erhöhung des Gewichts.
Die Übergänge sind fließend und individuell
zu gestalten.

Nach jeweils 6 Wochen regelmäßigen Trainings
(2- bis 3-mal wöchentlich) führen Sie weitere
ILB-Tests durch, um Ihren aktuellen Leistungsstand zu ermitteln. Nach diesem Verfahren und
mit einer Belastungsintensität von 50–70 % ILB
trainieren Sie ungefähr 3 Monate. Erreichen Sie
dann die Geübtenstufe, können Sie die Belastungsintensität kontinuierlich und nach Ihren
persönlichen Bedürfnissen erhöhen. Die Wahl
der Trainingsmethode richtet sich wieder nach
Ihrem Trainingsziel.

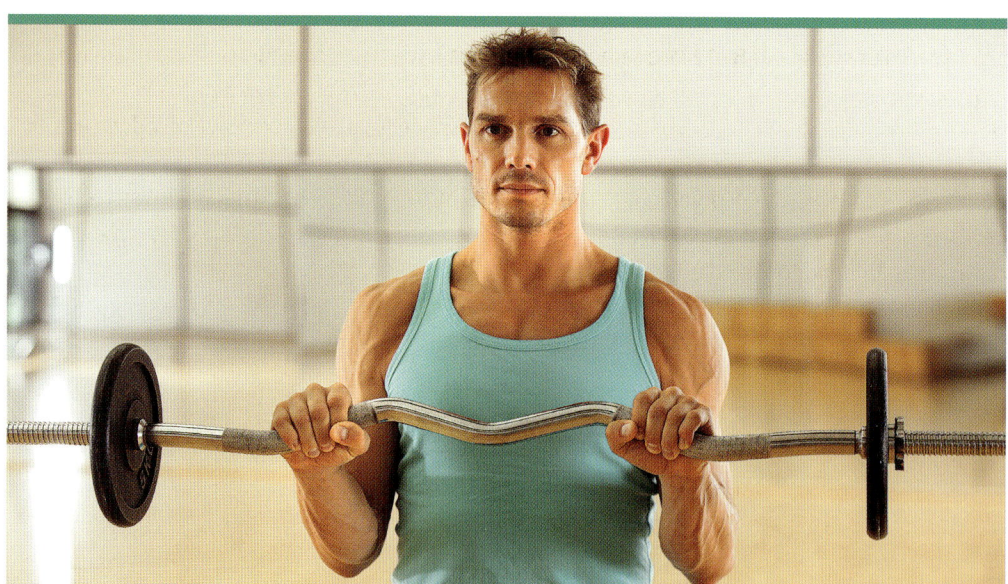

Mit einfach anzuwendenden Variationen, z. B. wie hier der Bizepscurl im Obergriff, kann man sein
Training abwechslungsreich gestalten.

Training für Fortgeschrittene

Je fortgeschrittener der Ausführende wird, desto differenzierter muss gewöhnlich sein Training ausfallen. Steht zu Beginn des Hanteltrainings grundsätzlich das allgemeine Gewöhnungstraining, wird es nun in der Fortgeschrittenenphase spezifischer.

Für Fortgeschrittene gilt:

- Wer seinen momentanen Trainingszustand oder sein Leistungsvermögen beibehalten will, muss das Training nicht wesentlich verändern. Er kann so weitertrainieren wie bisher.
- Wer seine Kraftausdauer kontinuierlich verbessern will, behält das Gewicht bei und erhöht die Wiederholungszahl pro Satz auf 20–50 Wiederholungen.
- Wer nach der Gewöhnungsphase zum Muskelaufbautraining übergehen will, erhöht das Gewicht auf 60–80 % ILB und verringert die Wiederholungszahl auf 8–12 Wiederholungen.

Weiterhin können regelmäßig die Organisationsformen (siehe Seite 49) verändert werden. Im Allgemeinen geht es also darum, in der Fortgeschrittenenphase die Belastungskomponenten so zu variieren, dass dem Körper in regelmäßigen Abständen neue Belastungsreize gesetzt werden, die hoch genug sind, um eine weitere Adaption zu garantieren. Diese Reize müssen jedoch immer individuell auf das Trainingsziel und das persönliche Leistungsvermögen abgestimmt werden. Die dabei entstehenden neuen Reize bedeuten eine neue Anpassung des Körpers. Und neue Anpassung bedeutet nicht zuletzt auch einen zunehmenden Trainingserfolg.

Zu den Fortgeschrittenen können Sie sich zählen, wenn Sie 4–6 Monate kontinuierlich und regelmäßig, mindestens 2-mal pro Woche, nach den Einsteigerprinzipien trainiert haben. Der Übergang vom Einsteiger- zum Fortgeschrittenentraining geschieht fließend und schrittweise, auf keinen Fall von heute auf morgen! Steigern Sie das Training in kleinen Schritten, zuerst über den Umfang und dann über die Intensität. Für den gesundheitsorientierten Hantelsportler sind die typisch leistungsorientierten Body-Building-Methoden nicht notwendig. Die Steigerung der Belastungsnormativen orientiert sich an der ILB-Methode (siehe »ILB-Test« Seite 23).

Training für den Muskelaufbau (Body-Building)

Body-Building, die Urform des fitnessorientierten Muskeltrainings, hat das Ziel, den Muskel aufzubauen, genauer gesagt die Hypertrophie des Muskels zu erreichen. Das »echte« Body-Building, also das Krafttraining bis an den höchstmöglichen Ermüdungsgrad des Muskels, ist jedoch im Breiten- und Gesundheitssport nicht zu empfehlen. Diese Urform sollte deshalb ausschließlich Profis im Leistungs- und

Wichtig

Dem gezielten Muskelaufbautraining geht also immer ein mehrwöchiges, bei absoluten Einsteigern mehrmonatiges Kraftausdauertraining (Gewöhnungsphase) voraus. Wer seinen Körper schon im Einsteigerstadium zu intensiv belastet, riskiert unnötig seine Gesundheit.

Hochleistungssport vorbehalten werden, die im Training nicht selten an ihre körperlichen Maximalleistungen herangehen müssen, um im Wettkampf entsprechende Platzierungen zu erreichen. Gegen das gesundheits- oder fitnessorientierte Muskelaufbautraining ist jedoch grundsätzlich nichts einzuwenden, vorausgesetzt, der Körper wird darauf gut vorbereitet.

Beim Hanteltraining für die Hypertrophie der Muskulatur kommen höchstens mittlere bis submaximale Belastungen in Betracht, also Widerstände, die zwischen 70 und 90 % ILB liegen. Unter Berücksichtigung der gesundheitsverträglichen Belastungen auf den passiven und aktiven Bewegungsapparat und einer gewissen Verletzungsprophylaxe sollte die Belastung jedoch nicht über 80 % hinausgehen. Als Organisationsformen stehen das Stationstraining, das Pyramidentraining und das Split-Training zur Verfügung (siehe Seite 49 ff.).

Für den Muskelaufbau gilt:
- Pro Muskelgruppe genügen je nach Leistungsniveau 2–3 Übungen mit jeweils 3–6 Sätzen.
- Innerhalb eines Satzes werden 8–12 Wiederholungen durchgeführt.
- Die Pause zwischen den Sätzen beträgt je nach subjektivem Erholungsgefühl 1–4 Minuten.

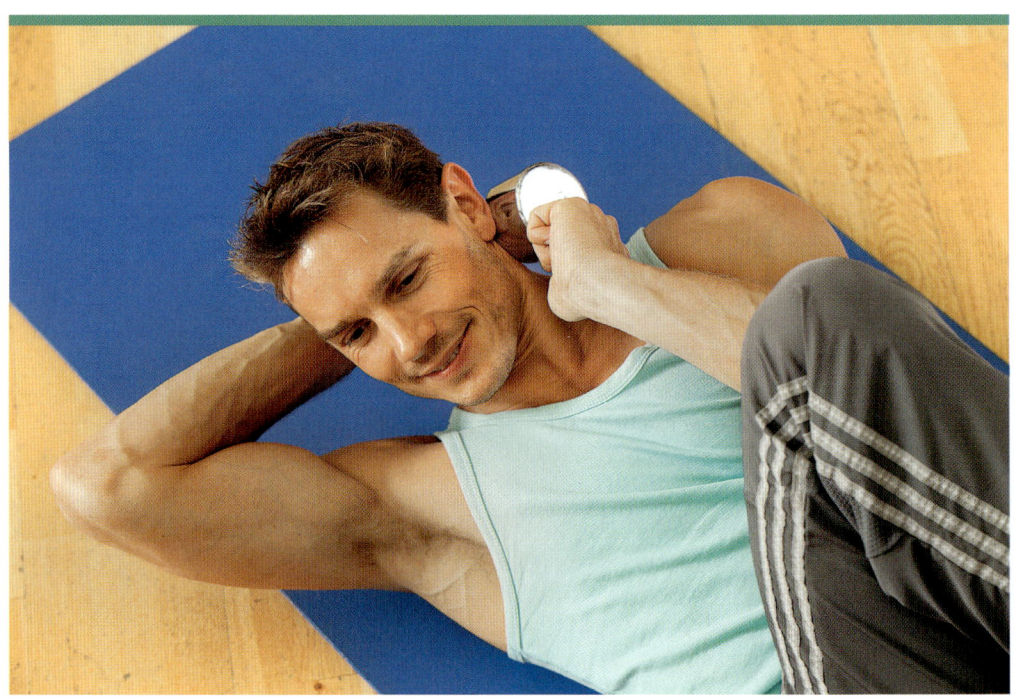

Mit einer Hantel, die Sie im Nacken mit den Händen halten, wird selbst der klassische Crunch für die Bauchmuskulatur in seiner Intensität gesteigert.

Training für die Körperformung (Body-Styling)

Beim Body-Styling oder Body-Shaping steht – aus sportwissenschaftlicher Sicht – die Verbesserung der Kraftausdauer im Vordergrund. Durch das Kraftausdauertraining wird die Muskulatur des Körpers leistungsfähiger und straffer, das Bindegewebe festigt sich. Bei Body-Stylern sind keine Muskelpakete gefragt, sie wollen lediglich ihrem Körper ein gesünderes und festeres Aussehen verleihen, sie wollen das Muskelprofil zum Positiven hin verändern und somit aktiv die eigene Körperform beeinflussen. Die Zielgruppe besteht zu 90% aus Frauen, die Fangemeinde des männlichen Geschlechts steigt jedoch immer mehr an. Da sich die weiblichen Muskeln mit dem Wachstum biologisch bedingt »schwer tun«, sind Bedenken, sich unansehliche Muskelpakete anzutrainieren, unberechtigt.

Muskelbepackte Frauen, wie sie manchmal in Magazinen oder im TV zu sehen sind, sind meistens Hochleistungssportlerinnen, die das Krafttraining aus Überzeugung zum Beruf gemacht haben. Diese absolvieren 3–5 Stunden täglich an sieben Tagen in der Woche härteste Trainingseinheiten und konsumieren nicht selten fragwürdige Hormone, welche sie wettkampf- und konkurrenzfähig machen sollen – oft jedoch auch ziemlich männlich. Dies ist aber ein anderes Thema und hat mit Fitnesstraining nichts mehr gemein.

Viele Frauen wollen ihre weiblichen Rundungen erhalten, nur fester und strammer sollen sie werden. Dabei nimmt neben dem Training der Muskulatur das Fett verbrennende Cardiotraining (Herz-Kreislauf-Training) eine wichtige Stellung ein. Kalorien verbrennen heißt die Devise, und zwar vor allem die überflüssigen, welche sich als Energiespeicher in Form von Fett an den typischen Problemzonen (Bauch, Beine und Po) einlagern. Wer es schafft, mehr Kalorien zu verbrauchen, als er zu sich nimmt, wird unweigerlich an Gewicht verlieren.

Mit regelmäßigem Cardiotraining und Krafttraining nach der Kraftausdauermethode erhöht sich der Kalorienverbrauch immens gegenüber einem meist bewegungsarmen Alltagsverhalten. Dabei schützt ein gut trainiertes Muskelkorsett nicht nur vor Haltungsschwächen oder muskulären Dysbalancen, sondern verbraucht sogar im Ruhezustand des Körpers noch mehr Kalorien als eine schwach ausgeprägte Muskulatur.

Das Hanteltraining zeichnet sich vor allem durch viele Wiederholungen (15–30 Wiederholungen) mit niedrigem Gewicht (30–65% der Maximalleistung) aus. Das bedeutet, dass die Belastungsdauer hoch und die Belastungsintensität gering ist.

Für die Körperformung gilt:

- Machen Sie pro Muskelgruppe 1–2 Übungen mit jeweils 2–3 Sätzen.
- Die Pausen zwischen den Sätzen betragen etwa 30 Sekunden bis 3 Minuten, je nach subjektivem Empfinden.
- Je nach Leistungsniveau und Selbstdisziplin sollten Sie 2- bis 4-mal pro Woche trainieren.

Gestalten Sie Ihren Trainingsplan so, dass nicht nur die typischen Problemzonen behandelt werden, sondern ein umfassendes Training für den ganzen Körper stattfindet. Die Entwicklung einer ausgewogenen Ganzkörpermuskulatur trägt auch zur Vorbeugung gegen Haltungsschwächen bei.

Training für Jugendliche

Angesichts der immer geringer werdenden körperlichen Aktivität von Jugendlichen, bedingt durch Schule oder inaktive und bewegungsarme Freizeitgestaltung, kommt dem Muskel- und Krafttraining eine sehr hohe Bedeutung zu, ja es ist sogar vorbehaltlos zu befürworten, wenn es alters- und entwicklungsgemäß durchgeführt wird.

Gegen ein Muskeltraining in Form von mehrgelenkigen Übungen, welche auch die interchen muskuläre Koordination schulen und verbessern, ist nichts einzuwenden. Dabei soll eine gleichmäßige Entwicklung der gesamten Skelettmuskulatur erreicht werden, um dem sitzenden Alltag gezielt entgegenzuwirken. Eine Belastungsreduzierung gegenüber gesunden erwachsenen Sportlern ist dabei selbstverständlich.

Die *psychische Motivation* spielt im Jugendtraining eine wesentliche Rolle. Vielfalt und Abwechslung lautet deshalb das Motto. Immer wiederkehrende, gleiche Bewegungsaufgaben, welche über einen zu langen Zeitraum verlangt werden, verlieren schnell an Attraktivität.

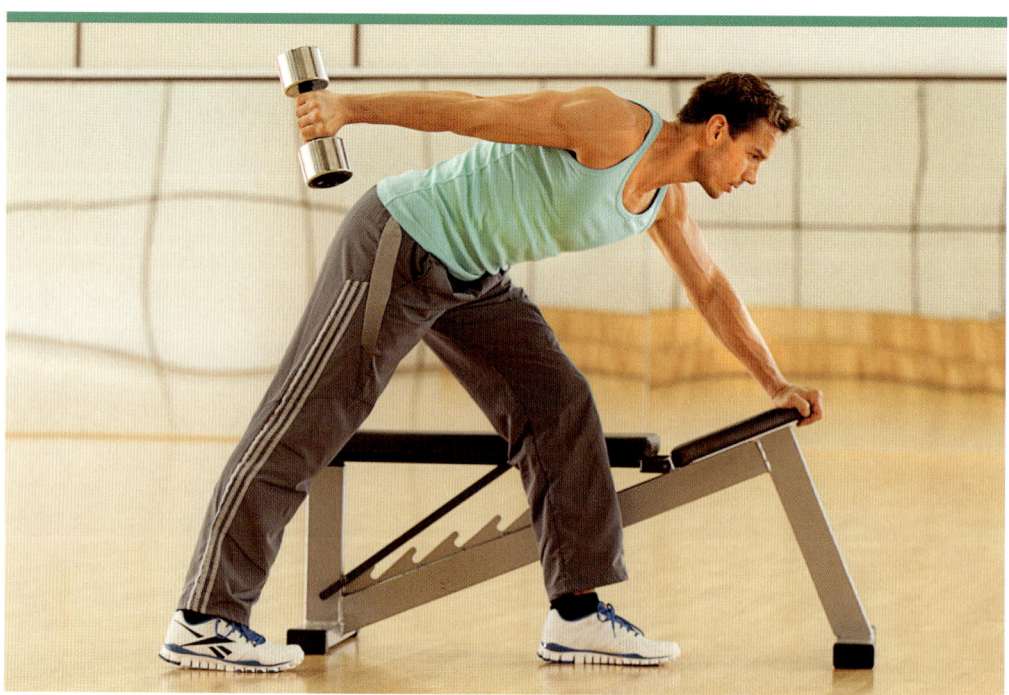

Die Übung »Kick back«, hier als Durchführung mit einer Trainingsbank, ist eine beliebte Übung zur isolierten Kräftigung des Trizeps und zur Straffung der Armrückseite.

Demnach müssen nicht nur die Übungen, sondern auch die Organisationsformen von Zeit zu Zeit, spätestens bei nachlassender Motivation, verändert werden. Jugendliche begeistern sich in den seltensten Fällen aus einem gesundheitsfördernden Motiv, eher spielen muskelaufbauende (Jungen) oder figurverbessernde (Mädchen) Aspekte eine Rolle. Meistens sind sie neugierig auf eine neue Herausforderung. Dieses Interesse kann jedoch schnell verblassen, wenn das Training zu eintönig gestaltet wird oder nur aus Aufgaben besteht, welche sie mit Leichtigkeit beherrschen. Eine gute Mischung aus Herausforderung und Bewältigungsmöglichkeit (eine Welt zwischen Spiel und Leistung) ist wichtig, sollen sich Jugendliche über einen längeren Zeitraum für eine bestimmte Sache begeistern können.

Für Jugendliche gilt:

- Es wird ein 2- bis 4-maliges Muskeltraining pro Woche mit maximal 8 Übungen empfohlen, bei denen die Wirbelsäule nicht übermäßig belastet wird.
- Die Betreuung durch einen erfahrenen Trainer ist vorteilhaft.
- Eine zwingende Leistungssteigerung soll vermieden werden, um eine ungehinderte Körperentwicklung zu ermöglichen und Schädigungen am Bewegungsapparat zu vermeiden!
- Keine Extrembelastungen!

Die Belastungsparameter sind jedoch so zu wählen, dass wirksame Anpassungsvorgänge gewährleistet werden und der Jugendliche in kleinen Schritten an seine individuelle Grenze herangeführt wird.

Wichtig

Da sich der jugendliche Körper noch nicht vollständig entwickelt hat – dies betrifft vor allem den passiven und aktiven Bewegungsapparat, aber auch die Koordinationsfähigkeit –, kommt es ganz entscheidend darauf an, im Training den oft vorherrschenden Koordinations- und Bewegungsmangel sowie eventuelle Haltungsschwächen, welche durch muskuläre Dysbalancen hervorgerufen werden, zu berücksichtigen.

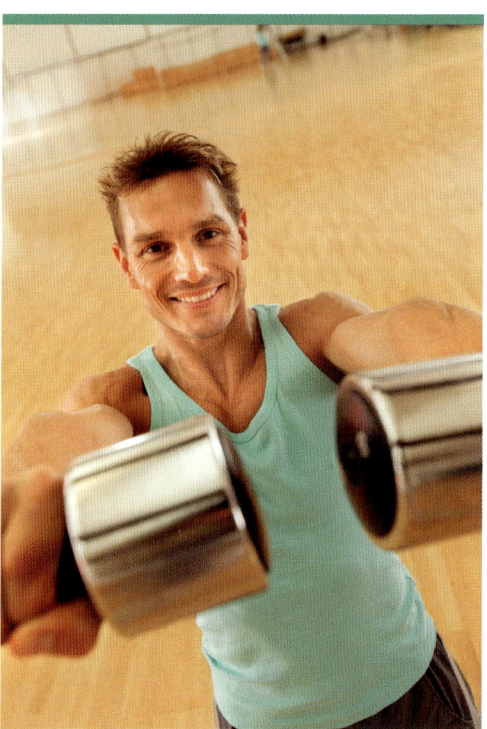

Der Spaß am Training ohne Leistungsdruck ist besonders für Jugendliche wichtig.

Training für Ältere

Zählen Sie sich schon zu den »Älteren«? Was ist eigentlich Alter? Wer bestimmt, wann jemand alt ist? In diesem Zusammenhang fällt mir ein, dass ich vor ungefähr 23 Jahren die Straße entlangging und ein etwa 4-jähriger Junge zu seiner Mutter sagte: »Mama, schau mal, der Opa da hat gar keine Haare mehr!« Ich musste ein wenig grinsen. Ich war damals gerade 25 Jahre alt, hatte aber schon eine ausgeprägte Halbglatze und meine restlichen Haare sehr kurz geschoren.

Alter ist also relativ. Für einen kleinen Jungen gehöre ich demnach schon zum »alten Eisen«. Was soll's, dachte ich mir, ich fühle mich jung und bin rundum fit. Noch dazu war ich in dieser Zeit erst auf dem Weg zu meinem sportlichen Höhepunkt, was die Aktivität und das persönliche Leistungsvermögen betraf. Wer sagt mir also wirklich, wann ich alt bin?

Ich kann Sie beruhigen, das können nicht die Menschen, die Sie auf der Straße treffen werden, nicht Ihr Nachbar und auch nicht Ihr Arbeitskollege. Die Altersbestimmung liegt in der Hand einer eigens dafür zuständigen Wissenschaft: der Gerontologie (Altersforschung). Die Gerontologen verwenden den Begriff »Alter« in unterschiedlichen Zusammenhängen und Bedeutungen. Sie unterscheiden zwischen dem *chronologischen* (kalendarischen), dem *biologischen* (individuellen), dem *psychologischen*, dem *sozialen* und dem *funktionalen* Alter.

Durch diese Differenzierung kann ein 60-Jähriger (kalendarisches Alter) mit der Organbeschaffenheit eines 40-Jährigen, biologisch betrachtet, noch jung sein. Oder, was mein persönliches Erlebnis auf der Straße betrifft, ein 25-Jähriger schon als alt gelten, wenn er in einer sozialen Struktur auf sehr junge Personen trifft (soziales Alter). Es kommt also immer auf den

Sport und Alter

- Die Beeinflussung des Alterungsprozesses scheint vor allem dort möglich, wo typische Wirkungen des Sports ebenso typischen Wirkungen des Alterns entgegengerichtet sind.
- Auch im hohen Alter übt Sport einen günstigen Einfluss auf den funktionellen Zustand des Organismus und sein Leistungsvermögen aus.
- Kein Medikament kann den natürlichen Alterungsprozess aufhalten. Dem richtig ausgewählten und betriebenen Sport sowie dem körperlichen Training kommt deshalb eine große Bedeutung zu.
- Die bis heute einzige wissenschaftlich gesicherte Methode, den älter werdenden Menschen biologisch jünger zu erhalten, als es seinem chronologischen Alter entspricht, ist körperliches Training.
- Dem Sport treu bleiben heißt: länger leben und länger mehr vom Leben haben.

jeweiligen Zusammenhang an. Alt ist demnach nicht gleich alt.

Mit der Reduktion der Muskelmasse vom 20. bis zum 70. Lebensjahr um 30–40 % geht auch ein erheblicher Kraftverlust einher, der in zunehmendem Alter mit gravierenden Nachteilen verbunden sein kann. Beispiele sind Osteoporose, Rückenbeschwerden, Haltungsprobleme, erhöhte Sturz- und Verletzungsgefahr (aufgrund fehlender Muskelkraft für Abfang- oder Ausgleichsbewegungen),

eingeschränkte Leistungsfähigkeit bei Alltagsarbeiten. Ein regelmäßig durchgeführtes Krafttraining verhindert diese Kraftverluste.

Es können sogar nach jahrelanger körperlicher Inaktivität noch erhebliche Kraftzuwächse erreicht werden. Denn die Kraft ist – und das ist mehrfach wissenschaftlich erwiesen – in allen Altersstufen trainierbar und der Einstieg mit einem Programm, welches individuell angepasst wird, jederzeit möglich. Zum Starten ist es also nie zu spät!

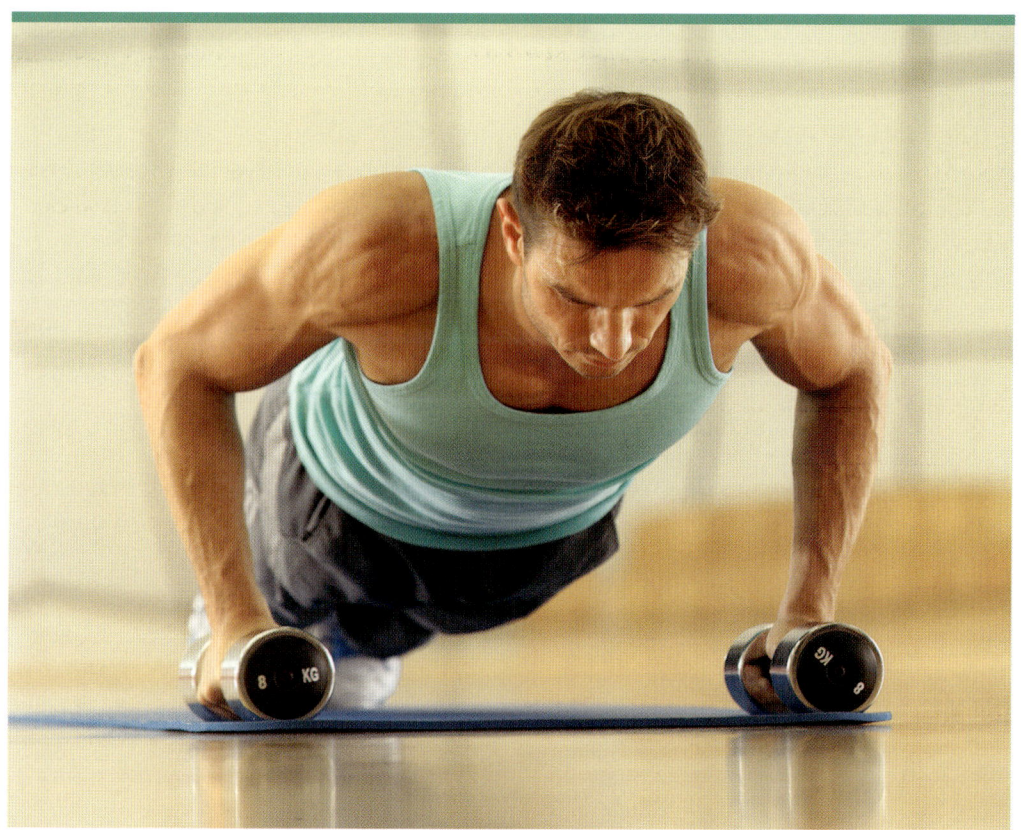

Rumpfstabilisierende Übungen gehören in jedes gute Rückentrainingsprogramm.

Lassen Sie sich in jedem Fall, auch wenn Sie sich topfit fühlen, von einem Arzt Ihres Vertrauens auf Ihre Sporttauglichkeit hin untersuchen! Wenn Sie dann mit dem Training beginnen, orientieren Sie sich an den allgemein gültigen Belastungsnormativen. Demnach ist eine Belastungssteigerung stets zunächst über eine Umfangssteigerung und erst später über eine Intensitätserhöhung vorzunehmen. Bevorzugen Sie das »sanfte Krafttraining«!

Für Ältere gilt:

- Führen Sie den einzelnen Satz also nicht bis zur letztmöglichen Wiederholung durch, sondern beenden Sie den Satz, wenn Sie ein subjektives Belastungsempfinden von höchstens »mittel« bis »schwer« haben.
- Richten Sie die Belastungspausen nach Ihrem subjektiven Erholungsgefühl aus.
- Jegliche Belastung muss Ihren individuellen Bewegungsgewohnheiten und Ihrem gesundheitlichen Zustand angepasst werden.
- Bei Unwohlsein oder Schmerzen brechen Sie die Übung umgehend ab, wählen ein niedrigeres Gewicht oder eine andere Übung.
- Beauftragen Sie einen erfahrenen Trainer, der Ihr Training in der Anfangsphase kontinuierlich, später dann in regelmäßigen Abständen kompetent betreut.

Obwohl im Alter dem Herz-Kreislauf-Training eine sehr hohe Bedeutung zukommt, ist das Krafttraining ein ebenfalls wichtiger Faktor zur Verlangsamung des Alterungsprozesses. Hierbei sollte ausschließlich nach der Kraftausdauermethode trainiert werden, also niedrige Intensität (Gewicht) mit höherem Umfang (Wiederholungen).

Wählen Sie Übungen, welche einen möglichst einfachen Bewegungsablauf haben und bei denen der Rumpf problemlos abgestützt werden kann (Trainingsbank mit Lehne). Vor allem sind Übungen, womit die für die Haltung und Alltagsmotorik zuständigen Muskeln und Muskelgruppen trainiert werden, sehr zu empfehlen. Auf eine gleichmäßige Atmung während der Übungsausführung ist besonderer Wert zu legen!

Training bei Rückenbeschwerden

Nur etwa 20 % der Bevölkerung in den Industrieländern bleiben zeitlebens von Rückenbeschwerden verschont. Die Wirbelsäule ist eine zentrale Schwachstelle des Bewegungsapparates, nicht zuletzt deshalb, weil sich der Mensch entgegen seiner natürlichen Veranlagung zum Sitzwesen entwickelt hat. Aufgrund des Bewegungsmangels fehlen adäquate Reize für die stabilisierende und schützende Muskulatur der Wirbelsäule. Die Muskulatur des Bauches und des Rückens wird schwach, die Belastungen auf die Strukturen der Wirbelsäule wachsen. Verschleißerscheinungen, frühzeitige Schädigungen und eine reduzierte Belastungsfähigkeit sind die Folgen.

Im Hinblick auf die Entstehung von Rückenschmerzen kommt erschwerend hinzu, dass viele Alltagsbewegungen rückenfeindlich durchgeführt werden. Von genetisch, psychisch oder traumatisch abhängigen Rückenbeschwerden einmal abgesehen, spielt neben dem Erlernen von richtigen Bewegungen im Alltag, z.B. in einem Rückenschulkurs, das spezifische Krafttraining zur Vorbeugung, Linderung oder gar Beseitigung von Rückenbeschwerden eine sehr große Rolle.

Das Hanteltraining bietet eine große Fülle an entsprechenden Übungen. Besonderer Wert soll dabei auf Übungen für die Nacken-, Rücken- und Bauchregion gelegt werden. Allerdings sollte der Rücken nicht isoliert betrachtet, sondern eine harmonische Entwicklung aller Muskeln angestrebt werden. Kräftigungsübungen für Schultern, Beine und Gesäß runden deshalb ein umfassendes Rückentraining ab. Liegt eine bestimmte Haltungsschwäche vor (Rundrücken, Hohlrücken, Flachrücken), müssen die Übungen bezüglich Kräftigung und Dehnung der Muskulatur speziell abgestimmt werden. Ein Orthopäde, Sportmediziner oder kompetenter Trainer (insbesondere Trainer mit spezifischer Ausbildung, z. B. Rückenschullehrer) wird Sie diesbezüglich gut beraten können.

In der Trainingspraxis sollte besonderer Wert auf das Warm-up gelegt werden. Vor allem mobilisierende Übungen dürfen nicht fehlen. Wählen Sie insgesamt Übungen, die Ihnen ein positives Gefühl vermitteln, trainieren Sie regelmäßig und langfristig. Kurzfristige krankengymnastische Trainingseinheiten, welche vom Arzt verschrieben werden, sind zwar berechtigt und sinnvoll, jedoch sollten sie unbedingt so konzipiert sein, dass sie zum eigenständigen Weitermachen animieren. Ein Körper, der nicht trainiert wird, kann sich nicht entwickeln!

Bei Rückenbeschwerden gilt:
- Bei auftretenden Schmerzen, Schmerzverstärkung oder Krämpfen in der Muskulatur brechen Sie die jeweilige Übung ab. Wählen Sie eine Alternativübung oder lassen Sie sich erneut beraten und in der Übungsausführung von einem Fachmann kontrollieren.

- Führen Sie alle Übungen ruckfrei, ruhig und konzentriert aus. Achten Sie stets auf die korrekte Ausgangsposition und einwandfreie Bewegungstechnik.
- Vermeiden Sie unbedingt eine Überlordosierung der Lenden- und Halswirbelsäule.
- Als besondere Wohltat nach dem Training kann die sogenannte Stufenlagerung dienen. Sie unterstützt die Entspannung der Muskulatur und sorgt für eine Entlastung der Bandscheiben.

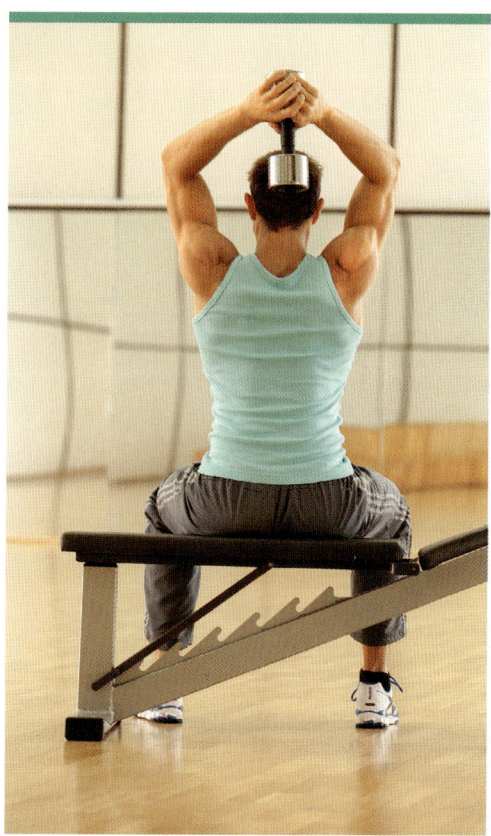

Rückengerechtes Training verlangt in jedem Fall eine perfekte Übungstechnik.

Trainingsplanung und -steuerung

Wer Sport treibt, hat dafür einen bestimmten Grund, auch wenn dieser nicht immer bewusst in den Vordergrund tritt. Manchmal ist es einfach das Verlangen, sich zu bewegen. Ein bestimmtes Trainingsziel ist also nicht immer wissentlich vorhanden. Dies gilt vor allem dann, wenn Sportarten ausgeführt werden, die eine starke soziale Komponente haben, wie z. B. Freizeitkegeln mit Freunden oder die Wanderung mit der Familie am Wochenende. Liegt der Schwerpunkt auf Fitness, spielt zwar der soziale Aspekt ebenfalls eine große Rolle (Kontakt zu Gleichgesinnten, Freunde treffen), der gesundheitliche oder bewusst sportliche Aspekt tritt jedoch mehr ins Bewusstsein, der Gelegenheitscharakter verliert sich allmählich.

Wer Fitness-Sport betreibt, ob im Studio, im Verein oder zu Hause, will damit in den meisten Fällen etwas ganz Bestimmtes erreichen. Beim Krafttraining, in unserem Fall beim Krafttraining mit Hanteln, können z. B. folgende Gründe als Motiv für die Ausübung dieser Sportart gelten:

- Gesundheits- oder fitnessorientierte Kräftigung der Muskulatur
- Leistungssportbezogene Kräftigung und Aufbau der Muskulatur
- Wiederherstellung der muskulären Leistungsfähigkeit nach Verletzung oder Krankheit (Rehabilitation).

In jeder Form des Krafttrainings steht also die Verbesserung der Leistungsfähigkeit der Muskulatur im Vordergrund, ganz gleich ob es sich um Muskelwachstum oder z. B. die Verbesserung der Muskelausdauer handelt. Diese Verbesserung, also die Leistungsteigerung, lässt sich nur mithilfe einer vernünftigen Planung und Steuerung des Trainingsprozesses erzielen.

Die Trainingsplanung

Geplant werden Aufbau, Durchführung, Kontrolle und Auswertung des Trainings. Die Ausrichtung erfolgt nach lang-, mittel- und kurzfristigen Trainingszielen. Entsprechend den Zielen werden diejenigen Trainingsmaßnahmen festgelegt, welche zum Erreichen der Sollwerte notwendig sind.

Die Trainingssteuerung

Unter Trainingssteuerung wird die Koordination aller Maßnahmen der Trainingsplanung, -durchführung und -kontrolle zusammengefasst, welche zur Veränderung des Leistungszustandes im Hinblick auf das Erreichen sportlicher Erfolge notwendig sind.

Hinter diesen Begriffen ist eine eher trockene Theorie zu vermuten, welche für den Gesundheits- oder Freizeitsportler ohnehin nicht relevant ist. Dies stimmt allerdings nur für denjenigen, der als vollkommen gesunder Sportler einfach »just for fun« ein bisschen die Hanteln schwingen will. Wer jedoch ein klares Trainingsziel vor Augen hat – und das gilt für die meisten –, wird nur erfolgreich sein können, wenn er von vornherein seinen Weg zu diesem Ziel einplant, um nicht in einer Sackgasse zu landen. Erfolgreiches Training beginnt demnach immer mit der Frage: »Was will ich erreichen?«

Das Trainingsziel

In der Regel gibt es also einen bestimmten Grund für das Training, es existiert ein Motiv. Über den Trainingsgrund wird das Trainingsziel definiert. Zwei Beispiele:
Der Trainingsgrund (Trainingsmotiv) Rückenbeschwerden hat das Trainingsziel Beseitigung der Rückenbeschwerden.
Der Trainingsgrund (Trainingsmotiv) Übergewicht hat das Trainingsziel Gewichtsreduzierung, Erreichen des persönlichen Wohlfühlgewichts.

Das persönliche Trainingsziel zu definieren ist für eine erfolgreiche Trainingsplanung unentbehrlich. Wer kein Ziel hat, kann eigentlich auch keinen Erfolg feiern. Wer nicht plant, trainiert »ins Blaue« und erreicht sein Ziel gar nicht oder nur durch Zufall.

Um sein Trainingsziel vernünftig anzusteuern, ist es sinnvoll, eine Diagnose des Fitnesszustandes zu erstellen und das Trainingsziel entsprechend anzupassen oder zu verändern. Dass die Verbindung Diagnose/Zielsetzung den Trainingsprozess beeinflussen kann, lässt sich am besten an dem folgenden einfachen Beispiel erklären.

Beispiel:
Herr Müller hat Rückenschmerzen (= Motiv) und will diese mit speziellem Hanteltraining zur Kräftigung der rumpfstabilisierenden Muskulatur lindern oder ganz beseitigen (= Ziel). Seit einigen Wochen trainiert er jeden zweiten Tag, doch an der Beschwerdesituation hat sich nichts geändert. Der Grund: Es wurde keine Eingangsdiagnose erstellt.

Anhand der in der Diagnose gewonnenen Daten hätte festgestellt werden können, dass Herr Müller einen Hohlrundrücken hat, dass einige Muskeln extrem verkürzt sind und dass er 15 Kilo Übergewicht hat. Die Haltungsschwäche, die Muskelverkürzung und das Übergewicht haben über einen langen Zeitraum dazu geführt, dass bei Herrn Müller bestimmte Beschwerdesymptome aufgetreten sind. Ein Standardprogramm zur Kräftigung der Rückenmuskulatur ist demnach nicht ausreichend. In seinem Trainingsplan hätten zusätzliche Übungen aufgenommen werden müssen:

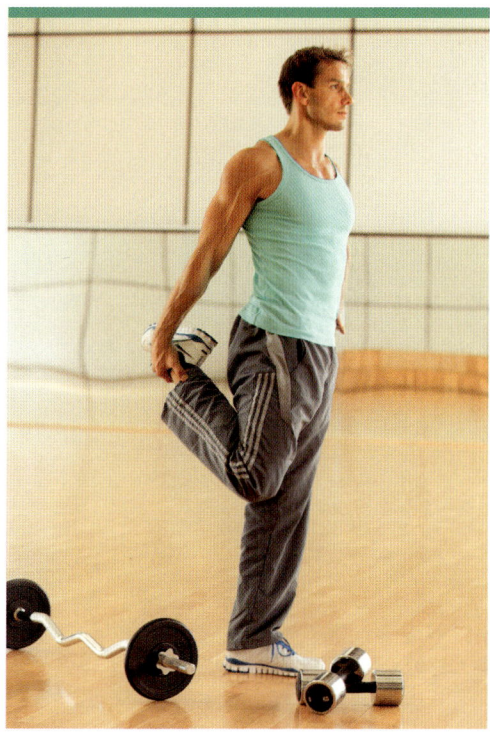

Angepasste Dehnübungen gehören bei Rückenproblemen ebenso in das Trainingsprogramm wie Kraftübungen.

1. Für seine Haltungsschwäche (Hohlrund-rücken): spezielle Kräftigungs- und Dehn-übungen.
2. Für seine Muskelverkürzungen: spezielle Dehnübungen für die betroffene Muskulatur.
3. Für sein Übergewicht: ein seinem persönlichen Leistungsstand entsprechendes Ausdauertraining zur Fettverbrennung.

In der Diagnose sollten folgende Kriterien Beachtung finden:

- Alter/Geschlecht/aktuelles Gewicht/Körper-fettgehalt
- Bei Krafttraining der Leistungsstand anhand der ILB-Methode
- Dehnfähigkeit verschiedener Muskeln
- Erkrankungen/Operationen/Medikamenten-einnahme usw.

Mithilfe dieser Diagnose wird der *Ist-Zustand* ermittelt und die Ausgangsposition festgelegt, wonach in Verbindung mit dem Trainingsziel *(Soll-Zustand)* das bevorstehende Training optimal geplant werden kann. Anhand der Tests (siehe »Die Trainingskontrolle«, ab Seite 41) können Sie Ihren ersten individuellen Ist-Zustand selbst bestimmen.

Unabhängig vom Leistungs- oder Fitnessniveau bezüglich des Trainingsziels gilt Folgendes: Haben Sie durch kontinuierliches Training Ihr persönliches Trainingsziel oder ein Niveau er-langt, welches Ihren Vorstellungen entspricht, kann zur Aufrechterhaltung des jeweiligen Trainingszustandes auf eine Steigerung der Belastungsparameter verzichtet werden!

Die Trainingsplanung

Nach der Diagnose und der Zielsetzung kann nun die Planung des Trainings beginnen. Hier-bei wird festgelegt, nach welcher Methode trai-niert wird, welche Übungen in welcher Intensi-tät durchgeführt werden und wie oft trainiert werden soll. Auch werden mehrere kleine Teil-ziele festgelegt, die unter anderem den Motiva-tionsfaktor erhöhen und als Ganzes letztendlich zum eigentlichen Trainingsziel führen sollen. Dabei wird das Training in kurz-, mittel- und langfristige Trainingszyklen eingeteilt.

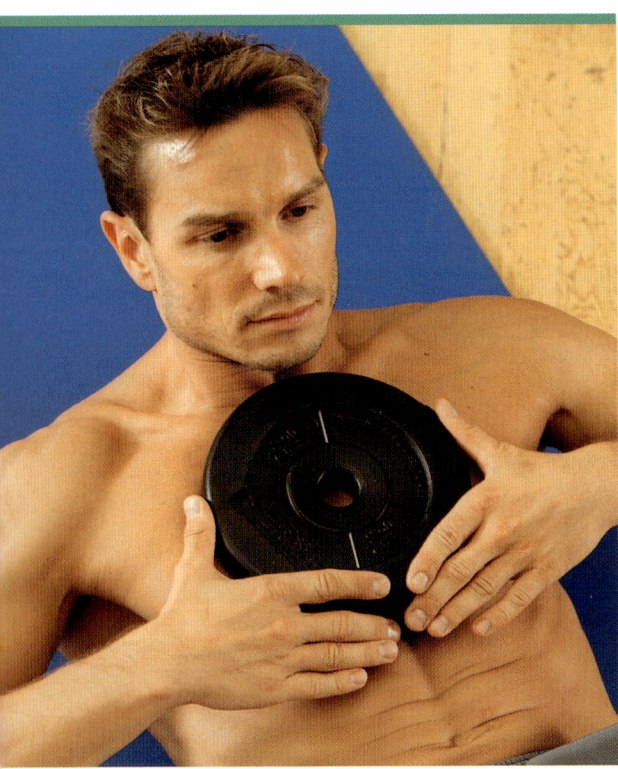

Die Erstellung eines individuellen Trainingsplans ist häufig der Schlüssel zum Erfolg.

Der Vorteil der Trainingsplanung in Zyklen ist der, dass man sein Training zeitlich strukturiert, mehrere kleine Teilziele erreichen und somit seine Motivation auf hohem Niveau halten und sein Training in Bezug auf die gewünschten Leistungsanpassungen festlegen kann. Dementsprechend ist es sinnvoll, sein Training mindestens ein halbes Jahr im Voraus zu planen und diesen Makrozyklus in mehrere Meso- und Mikrozyklen zu unterteilen. In diesen Zyklen wechseln dann die Trainingsmethoden und das Belastungsgefüge, damit der Körper in regelmäßigen Abständen neue Trainingsreize erhält. Neue Trainingsreize bedeuten erneute Anpassung, und Anpassung ist nicht zuletzt auch Trainingserfolg.

Die Auswahl der Trainingsmethoden und die Größe der Belastungskomponenten richten sich immer nach dem Trainingsziel und den individuellen Voraussetzungen des Einzelnen. Zur langfristigen Trainingsplanung sollte deshalb stets ein kompetenter Trainer zurate gezogen und/oder entsprechend weiterführende Literatur studiert werden!

Die Trainingskontrolle

Eine so professionelle Trainingsplanung hat natürlich nur Sinn, wenn der Ausführende konsequent genug ist, regelmäßig zu trainieren und sein Training in Form von Trainingsplänen schriftlich zu dokumentieren. Hier stehen eventuell auch die professionellen Trainer mit in der Verantwortung, dem Ausführenden genügend Aufmerksamkeit und Sensibilität entgegenzubringen und ihn immer wieder aufs Neue zu

Trainingszyklen

Kurzfristiger Trainingszyklus	= Mikrozyklus	Dauer: 1–3 Wochen
Mittelfristiger Trainingszyklus	= Mesozyklus	Dauer: 4–12 Wochen
Langfristiger Trainingszyklus	= Makrozyklus	Dauer: 3–12 Monate

Makrozyklus

Mesozyklus 1	Mesozyklus 2	Mesozyklus 3	Mesozyklus 4	Mesozyklus 5	Mesozyklus 6
Dauer 4 Wochen	Dauer 10 Wochen	Dauer 6 Wochen	Dauer 4 Wochen	Dauer 10 Wochen	Dauer 6 Wochen
Kraftausdauertraining	Muskelaufbautraining (Hypertrophie)	Maximalkrafttraining	Kraftausdauertraining	Muskelaufbautraining (Hypertrophie)	Maximalkrafttraining

Beispiel einer langfristigen Trainingsplanung (Makrozyklus) für leistungsorientierte, fortgeschrittene Hantelsportler

motivieren, sein Training zielstrebig durchzuführen. Anhand der Trainingsaufzeichnungen und regelmäßigen neuen Diagnosen (Feststellung des neuen Ist-Zustands) kann das Training auf Erfolg oder Misserfolg geprüft werden. Sogenannte Re-Tests, also Tests, welche erneut den persönlichen Leistungsstand (ILB-Tests) oder die Körperdaten wie Gewicht und/oder Fettanteil feststellen, geben Aufschluss darüber, ob sich der Ausführende auf dem richtigen Weg befindet oder ob er Veränderungen in der Trainingsplanung vornehmen muss.

Die Planung des Trainings, dessen Steuerung und regelmäßig durchgeführte Trainingskontrollen sind also eng miteinander verknüpft. Nur über regelmäßige Kontrollen kann festgestellt werden, ob die Trainingssteuerung in Richtung des festgelegten Trainingsziels verläuft und so zu einem angestrebten Soll-Wert führt/führen kann. Aus diesem Grunde sollen im Folgenden die wichtigsten Tests dargestellt werden.

Krafttest

Für den gesundheitsorientierten Kraftsportler ist der einzig sinnvolle Test des Kraftniveaus der vom BSA-Lehrzentrum entwickelte *ILB-Test* (siehe Seite 23). Er gilt immer für eine jeweilige Übung in der entsprechend durchgeführten Trainingsmethode. Durch die schriftlichen Aufzeichnungen der Testergebnisse können somit die verschiedenen Werte miteinander verglichen werden. Anhand regelmäßiger Tests und deren Kontrollen kann dann schnell festgestellt werden, ob das Training erfolgreich ist oder nicht.

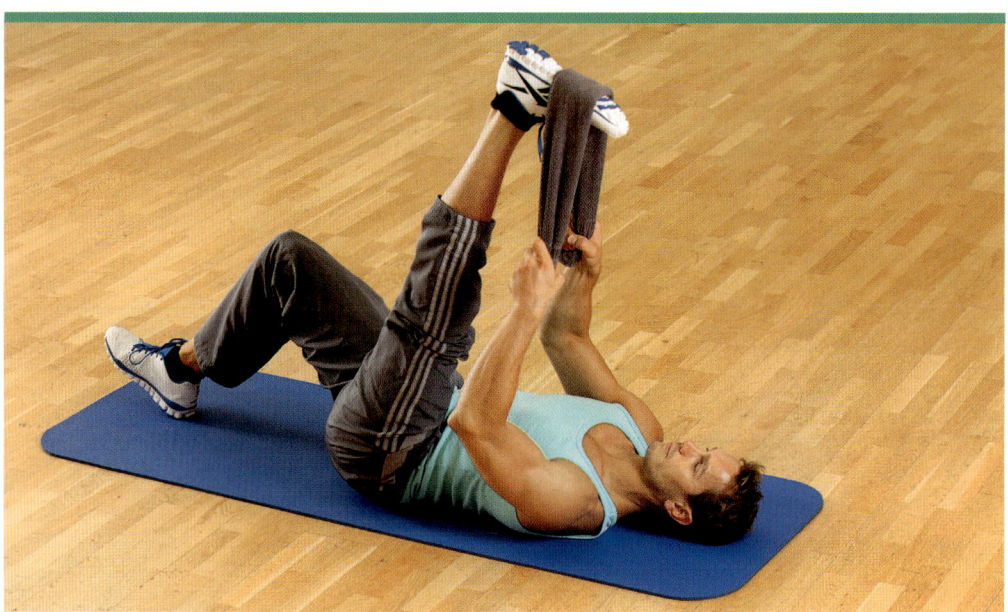

Ein Klassiker – Dehnung der Beinrückseite in Rückenlage

Beweglichkeitstests

Die Beweglichkeit an sich spielt auch im Kraft-training eine wichtige Rolle. Grundsätzlich ist Beweglichkeit die Voraussetzung dafür, dass die Übungen überhaupt durchgeführt werden kön-nen. Eine eingeschränkte Flexibilität kann den Trainierenden daran hindern, solche Übungen korrekt auszuführen, bei denen eine erhöhte Bewegungsweite notwendig ist. Die Bewegungs-weite ist aber nicht nur von der Dehnfähigkeit der Muskulatur abhängig, sondern auch von den an einer bestimmten Bewegung beteiligten Strukturen (Sehnen, Bänder, Knochen). So kön-nen wir zwar mit regelmäßigem Stretching die Muskulatur auf Dehnfähigkeit trainieren und somit unsere Bewegungsweite bis zu einem gewissen Grad erhöhen, auf die gelenkbilden-den knöchernen Formen, welche manchmal mehr, manchmal weniger die Beweglichkeit ein-schränken, haben wir jedoch keinen Einfluss.

Das Beweglichkeitstraining wird in Verbindung mit dem Krafttraining – sogar von erfahrenen Sportlern – leider viel zu oft vernachlässigt. Die folgenden zwei Gründe bestätigen jedoch die Wichtigkeit dieser Trainingsform:

1. Während des Krafttrainings erhöht sich der Tonus der Muskulatur. Anschließendes Cool-down (Stretching nach dem Hanteltraining, siehe Seite 107) verhilft den Muskeln, ihren Ausgangstonus nahezu zu erreichen.

2. Die Skelettmuskulatur besteht aus vielen un-terschiedlichen Muskeln und Muskeltypen. Man-che Muskeln haben aufgrund ihrer strukturellen Zusammensetzung leider eine Eigenschaft, auf die wir keinen Einfluss nehmen können: Sie ver-kürzen sich gerne. Man nennt sie die *tonischen Muskeln*. Dies betrifft vor allem die Brust-, die Hüftbeuge-, die ischiokrurale, also die Muskulatur der Oberschenkelrückseite, und die Wadenmus-kulatur. Stundenlanges berufsbedingtes Sitzen oder Stehen, aber auch falsches Schuhwerk (Stöckelschuhe) unterstützen die Muskelverkür-zungen zusätzlich. Diese Verkürzungen tragen wesentlich zu den bekannten Haltungsschwä-chen (Rundrücken, Totalrundrücken, Hohlrücken,

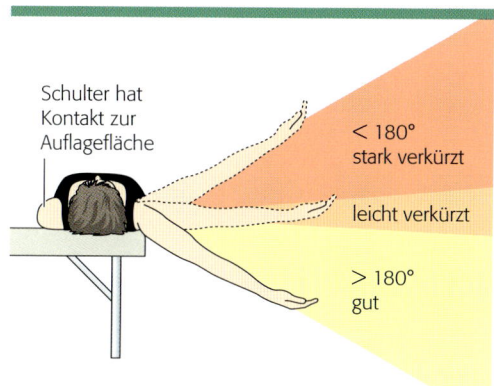

Beweglichkeitstest der Brustmuskulatur

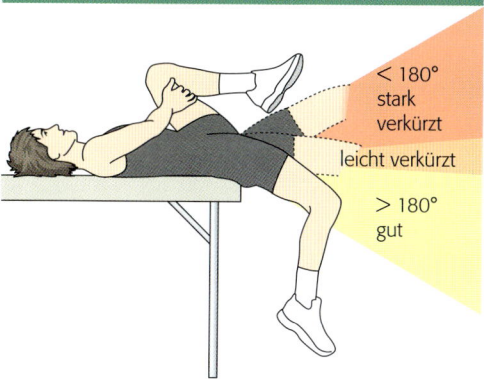

Beweglichkeitstest der Hüftbeugemuskulatur

Hohlrundrücken und Flachrücken) bei. Mit regelmäßigem Stretching können die zur Verkürzung neigenden Muskeln gedehnt und kann einer schlechten Haltung mit ihren manchmal unangenehmen Folgen wie Nackenverspannungen oder Rückenschmerzen vorgebeugt werden.

Die vier wichtigsten Beweglichkeitstests werden nun vorgestellt. Führen Sie die Tests in regelmäßigen Abständen durch und notieren Sie die Ergebnisse auf einem Testbogen.

Beweglichkeitstest der Brustmuskulatur

Die Testperson liegt mit dem Rücken nahe am Rand auf einer Liege. Das Schultergelenk der zu testenden Seite ist frei beweglich. Der freie Arm wird nun im rechten Winkel zum Rumpf auf die Seite gestreckt und locker fallen gelassen. Die Handinnenfläche zeigt nach oben. Der Winkel,

den der Testarm mit der Körperebene bildet, gibt Auskunft über die Beweglichkeit der Brustmuskulatur.

Beweglichkeitstest der Hüftbeugemuskulatur

Die Testperson liegt mit dem Rücken so auf einer Liege, dass das Gesäß die Vorderkante berührt. Ein Bein wird angehoben, in der Kniekehle umfasst und angewinkelt zur Brust gezogen. Das andere, zu testende Bein hängt locker und angewinkelt über das Ende der Liege. Der Winkel, den der Oberschenkel dieses Beines zur Liegefläche beschreibt, gibt Aufschluss über die Beweglichkeit der Hüftbeugemuskulatur.

Beweglichkeitstest der rückwärtigen Oberschenkelmuskulatur

Die Testperson liegt mit dem Rücken auf einer Liege oder auf dem Boden. Eine Hilfsperson

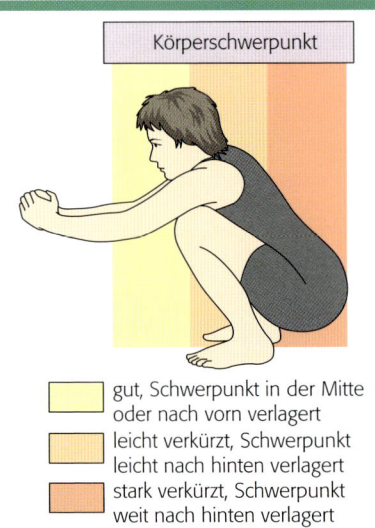

Körperschwerpunkt

□ gut, Schwerpunkt in der Mitte oder nach vorn verlagert
□ leicht verkürzt, Schwerpunkt leicht nach hinten verlagert
□ stark verkürzt, Schwerpunkt weit nach hinten verlagert

Beweglichkeitstest der Wadenmuskulatur (nur M. soleus)

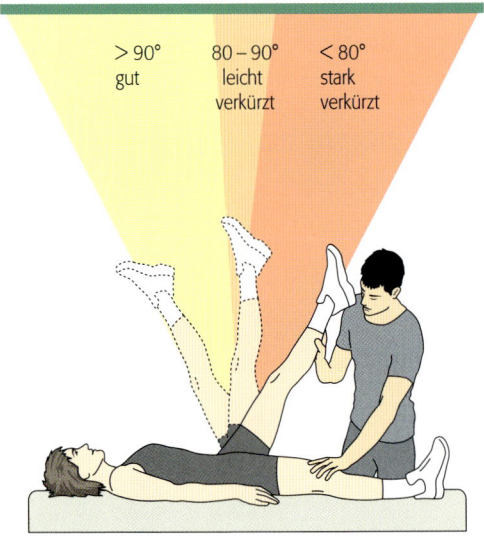

> 90°
gut

80 – 90°
leicht
verkürzt

< 80°
stark
verkürzt

Beweglichkeitstest der rückwärtigen Oberschenkelmuskulatur

umfasst den Unterschenkel des zu testenden Beines und führt es gestreckt so weit nach oben, wie es die Dehnfähigkeit der Muskulatur zulässt. Das andere Bein wird am Oberschenkel fixiert und auf die Unterlage gedrückt, sodass es nicht abheben kann. Für die Bewertung ist der Winkel des angehobenen Beines zur Liegefläche entscheidend. Dabei muss das Becken gerade, beide Beine müssen vollkommen gestreckt bleiben.

Beweglichkeitstest der Wadenmuskulatur
Aus dem Stand begibt sich die Testperson in die tiefe Hockstellung. Die Füße stehen hüftbreit auseinander und parallel zueinander. Die Bewertung erfolgt über Augenschein.

Bewertungen

Brustmuskulatur

Der Oberarm sinkt unter die Horizontale, der sich ergebende Winkel ist deutlich größer als 180°	gut
Der Oberarm erreicht die Horizontale nicht ganz bzw. nur durch leichte Hilfestellung eines Trainingspartners, der sich ergebende Winkel ist um 180°	Normalbereich bis leicht verkürzt
Der Oberarm erreicht die Horizontale auch nicht mit Unterstützung oder der Oberarm dreht sich nach innen und gleichzeitig hebt sich die Schulter, der sich ergebende Winkel ist deutlich kleiner als 180°	stark verkürzt

Hüftbeugemuskulatur

Der sich ergebende Winkel ist deutlich größer als 180°	gut
Der sich ergebende Winkel ist um 180°; der Oberschenkel befindet sich nahezu in einer Linie mit der Liegefläche	Normalbereich bis leicht verkürzt
Der sich ergebende Winkel ist deutlich kleiner als 180°	stark verkürzt

Rückwärtige Oberschenkelmuskulatur

Der sich ergebende Winkel ist größer als 90°	gut
Der sich ergebende Winkel liegt zwischen 80 und 90°	Normalbereich bis leicht verkürzt
Der sich ergebende Winkel ist kleiner als 80°	stark verkürzt

Wadenmuskulatur

Die Fersen haben Kontakt zum Boden, der Körperschwerpunkt liegt in der Mitte oder etwas davor, das Gleichgewicht kann gut gehalten werden	gut
Die Fersen haben Kontakt zum Boden, der Körperschwerpunkt ist leicht nach hinten verlagert, das Gleichgewicht kann nur schwer gehalten werden	Normalbereich bis leicht verkürzt
Die Fersen haben keinen Kontakt zum Boden; beim Versuch, die Fersen auf den Boden abzusetzen, kippt die Testperson nach hinten	stark verkürzt

Test der Körperzusammensetzung

Regelmäßiges Training verändert den Körper bezüglich seiner Zusammensetzung aus Fett und Muskeln. Einer der Wünsche eines jeden Fitness-Sportlers wird es sein, das Verhältnis Fett/Muskeln zu optimieren. Generell werden mit Krafttraining die Muskeln trainiert und mit gezieltem Ausdauertraining wird das Körperfett reduziert. Das Körperfett »schmilzt« dadurch, dass der Kalorienverbrauch gegenüber der Kalorienaufnahme erhöht wird. Als Folge werden überschüssig aufgenommene Kalorien nicht in den Fettdepots gespeichert, sondern zur Energiegewinnung herangezogen. Einen erhöhten Kalorienverbrauch erreicht man aber nicht nur aktiv durch Ausdauertraining, sondern auch passiv durch eine gut trainierte Muskulatur; denn ein trainierter Muskel ist auch im Ruhezustand ein besserer Kalorienverwerter als ein untrainierter, schlaffer Muskel.

Die Messung des Körperfettanteils kann auf unterschiedlichen Wegen erfolgen. Die einfachste und zugleich preislich günstigste Methode ist

Bewertung des Körperfettanteils

Frauen

Alter	Ausgezeichnet	Gut	Mittel	Schlecht
20–24 Jahre	18%	22%	25%	29%
25–29 Jahre	19%	22%	25%	30%
30–34 Jahre	20%	23%	26%	30%
35–39 Jahre	21%	24%	28%	31%
40–44 Jahre	23%	26%	29%	33%
45–49 Jahre	24%	27%	31%	34%
50–59 Jahre	26%	30%	33%	36%
über 60 Jahre	27%	31%	34%	37%

Männer

Alter	Ausgezeichnet	Gut	Mittel	Schlecht
20–24 Jahre	11%	15%	19%	23%
25–29 Jahre	13%	16%	20%	24%
30–34 Jahre	14%	18%	21%	25%
35–39 Jahre	16%	19%	22%	26%
40–44 Jahre	17%	20%	24%	26%
45–49 Jahre	18%	21%	25%	27%
50–59 Jahre	19%	23%	26%	29%
über 60 Jahre	20%	23%	27%	29%

die Messung der Hautfaltendicke mit einer speziellen Messzange (Caliper-Methode). Entsprechende Geräte sind im Sportfachhandel oder in Apotheken erhältlich. Eine weitere Möglichkeit ist die Bestimmung des Fettanteils über die Fließgeschwindigkeit von Strom durch den Körper (BIA, Bio-Impedanz-Analyse). Dazu gibt es bereits in jedem Kaufhaus sogenannte Fettmesswaagen zu mittlerweile akzeptablen Preisen. Der Strom, der dabei durch den Körper fließt, ist so gering, dass man ihn nicht spürt. Eine etwas aufwendigere, aber wohl die genaueste Methode ist ein BIA-Verfahren, bei dem verschiedene Elektroden an Händen und Füßen angebracht werden. Dieses professionelle Verfahren, welches jedes gut ausgestattete Fitness-Studio anbietet, misst nicht nur den Fett-, sondern auch den Muskel- und Wasseranteil des Körpers. Die Bewertung erfolgt über das Ergebnis des Fettgehaltes in Prozent nach nebenstehenden Tabellen.

Test nach Augenschein

Dies ist wohl ein sehr einfacher, aber bezüglich fundierter Messdaten ein sehr ungenauer Test und deshalb für die Aufnahme in ein Testprotokoll nicht unbedingt geeignet. Der Blick in den Spiegel kann motivieren, aber auch Frust erzeugen. Heute fühlt man sich gut und auch im Spiegel gefällt man sich und ist zufrieden. Aber schon morgen kann genau der gleiche Spiegel ein ganz anderes Ergebnis liefern. Wer kennt das nicht? Je nach persönlicher Verfassung kann der Augenscheintest sehr unterschiedliche, stark voneinander abweichende Ergebnisse liefern. Eine wirkliche Veränderung der Körperform lässt sich bei täglicher Betrachtung sowieso nicht feststellen. Wenn allerdings Freunde oder Be-

TIPP Wärmen Sie sich vor den Kraft- und Beweglichkeitstests gut auf. Sorgen Sie bei jedem erneuten Test für möglichst gleiche Testbedingungen (Tageszeit, Umgebungstemperatur, Aufwärmzustand usw.). Beim BIA-Test liefert eine erhöhte Herz-Kreislauf-Tätigkeit meistens verfälschte Ergebnisse. Lesen Sie immer die entsprechende Bedienungsanleitung des Gerätes oder lassen Sie den Test von einem erfahrenen Trainer durchführen.

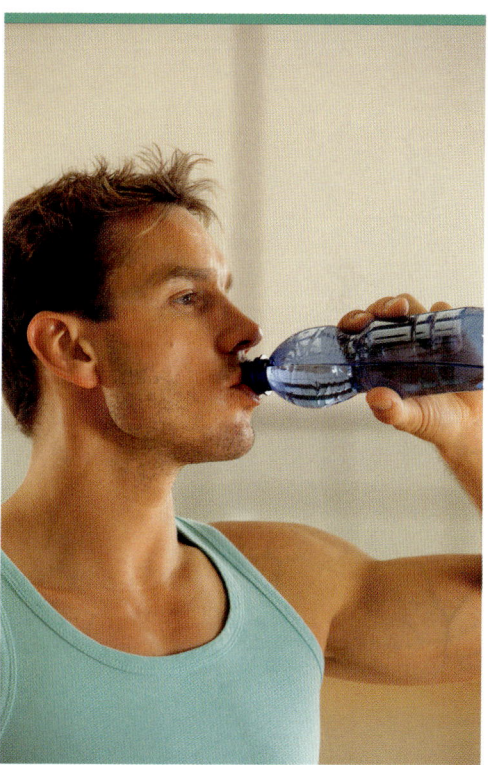

Regelmäßiges Trinken hat Einfluss auf die Körperzusammensetzung.

kannte, die man nur alle paar Wochen trifft, eine positive Veränderung wahrnehmen, ist man auf jeden Fall auf Erfolgskurs.

Testprotokoll

Um alle relevanten Ergebnisse festzuhalten, wird die Führung eines Testprotokolls empfohlen. Anhand der Aufzeichnungen können Sie jederzeit feststellen, ob das von Ihnen durchgeführte Training Erfolg hat oder nicht. Werden die Daten regelmäßig miteinander verglichen

und lässt sich daraus eine Steigerung des Leistungsniveaus erkennen, sind Sie auf dem besten Weg, Ihr gestecktes Trainingsziel bald zu erreichen. Verläuft die Leistungskurve konstant nach unten, müssen Sie bezüglich der Trainingssteuerung etwas verändern. Jeder gut ausgebildete Fitnesstrainer oder Sportarzt kann Ihnen anhand Ihrer Trainingspläne in Verbindung mit den Testprotokollen weiterführende Tipps für ein erfolgreiches Training geben. Das folgende Musterbeispiel eines Testprotokolls (siehe

Beispiel eines Protokolls über 4 Testtage innerhalb eines Jahres

ILB-Test/Kraft

Übung	Test 1, Januar 100% bei 15 WH	Test 2, April 100% bei 15 WH	Test 3, Juli 100% bei 10 WH	Test 4, Oktober 100% bei 15 WH
Kniebeuge	22 kg	24 kg	32 kg	26 kg
Bankdrücken	32 kg	34 kg	42 kg	36 kg
»Fliegende« mit Kurzhantel	6 kg	7 kg	9 kg	8 kg
Armcurl mit Langhantel	8 kg	9 kg	12 kg	10 kg
plus weitere Übungen nach Wahl				

Beweglichkeitstest/Flexibilität

Brustmuskulatur links/rechts	180°/180°	180°/180°	190°/190°	200°/200°
Hüftmuskulatur links/rechts	170°/170°	170°/170°	180°/180°	185°/185°
Rückwärtige Oberschenkelmuskulatur links/rechts	80°/75°	90°/80°	90°/90°	100°/95°
Wadenmuskulatur	gut	gut	gut	gut

BIA-Test/Messung der Körperzusammensetzung (Fettanteil)

Ergebnis	32%	30%	29%	28%

unten links) finden Sie auch als etwas vereinfachte Kopiervorlage für Ihre eigenen Tests im Internet auf www.blv.de.

Organisationsformen im Hanteltraining

Das Training mit Hanteln ist im Allgemeinen keine allzu aufregende Sache. Man hat seine Geräte, ob zu Hause, im Verein oder im Fitness-Club, und trainiert meist monate- oder jahrelang nach einem bestimmten Schema. Schon nach einigen Wochen regelmäßigen Trainings stellt sich eine gewisse Routine ein. Da passiert es schnell, dass das Training langweilig und abgebrochen wird, bevor man den gewünschten Erfolg verzeichnen kann. Die Langeweile betrifft nicht nur die Psyche, auch der Körper gewöhnt sich nach einiger Zeit an die immer wiederkehrende gleiche Belastungsform. Gewöhnung bedeutet in diesem Fall das Stagnieren der Motivation und den Stillstand des bisher erreichten Leistungsniveaus. Hanteltraining kann jedoch sehr facettenreich gestaltet werden hinsichtlich der Auswahl der Übungen sowie der Organisation der Trainingseinheiten an sich.

Damit der Körper in regelmäßigen Abständen neuen Reizen ausgesetzt wird, muss das Training variiert und verändert werden. Nachfolgend sollen einige der gebräuchlichsten Organisationsformen im Krafttraining vorgestellt werden, um auch für das eigene Training Anregungen zu finden. Mit ihnen kann man eine gewisse Systematik erstellen, die zu den theoretischen Grundlagen eines jeden Hantelsportlers gehört.

Stationstraining

Das Stationstraining ist wohl die am meisten verbreitete Organisationsform im Krafttraining. Anhand seines Trainingsplans werden Übung für Übung, Satz für Satz und Wiederholung für Wiederholung trainiert. Man wechselt also nach dem letzten Satz einer Übung zur nächsten Station. Das hört sich zwar ziemlich langweilig an, ist für Einsteiger jedoch die unabdingbare Basis. Auch mancher Profi schwört immer noch ausschließlich auf diese Form des Trainings für die Muskulatur.

Pyramidentraining

Im Pyramidentraining ist eine Gewichtserhöhung bei gleichzeitiger Abnahme der Wiederholungszahl kennzeichnend. Beispiel: Begonnen wird mit 12 Wiederholungen bei einem Gewicht von 50 kg. Dann wird das Gewicht von Satz zu Satz kontinuierlich erhöht und die Wiederholungszahl gesenkt, bis im letzten Satz eine einzige Wiederholung mit dem höchstmöglichen Ge-

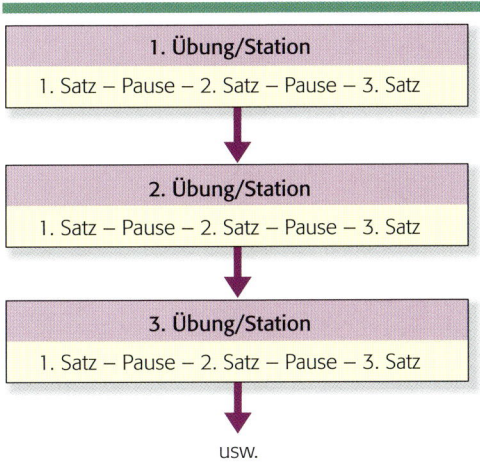

Prinzip des Stationstrainings

wicht absolviert wird (Maximalbelastung = nur für weit fortgeschrittene Sportler geeignet). Als Alternative oder zur Gewöhnung an die spitze Pyramide eignet sich der Pyramidenstumpf. Bei dieser Methode wird auf die Maximalbelastung verzichtet und im letzten Satz ein Gewicht gewählt, mit dem noch 3–5 Wiederholungen durchgeführt werden können. Bei beiden Methoden wählt der Ausführende die Satz- und Wiederholungszahl nach seinem Trainingsziel und seinem persönlichen Trainingsniveau.

Kreistraining

Beim Kreistraining, auch Circuit- oder Zirkeltraining genannt, wird zwar auch eine bestimmte Anzahl von Übungen ausgewählt, jedoch erfolgt der Ablauf in einem anderen Rhythmus. Man beginnt mit der ersten Übung, macht nur einen Satz mit je nach Trainingsziel vorher festgelegter Wiederholungszahl (WH) oder festgelegtem Zeitfaktor und wechselt danach zur nächsten Übung. Sind alle Stationen durchlaufen, beginnt

ein neuer Durchgang bei der ersten Station. In diesem Rhythmus können nun mehrere Durchgänge absolviert werden. Die Anzahl der Durchgänge richtet sich nach

- der Anzahl der Stationen,
- dem Trainingsziel und Leistungsniveau des Trainierenden,
- der zur Verfügung stehenden Trainingszeit.

Das Kreistraining kann auch im Pyramidenprinzip gestaltet werden, das heißt, nach jedem Durchgang wird das Trainingsgewicht oder die Wiederholungszahl erhöht.

Das Kreistraining ist keine »Hetzjagd«, wie es von einigen verstanden wird. Die Übungen sollen ruckfrei und mit mittlerer Geschwindigkeit ausgeführt werden. Dabei gelten folgende Vorgaben:

- Festlegung einer bestimmten Belastungsdauer, z. B. 20, 30 oder 60 Sekunden. Wie viele Wiederholungen man in dieser Zeit schafft, ist unerheblich.

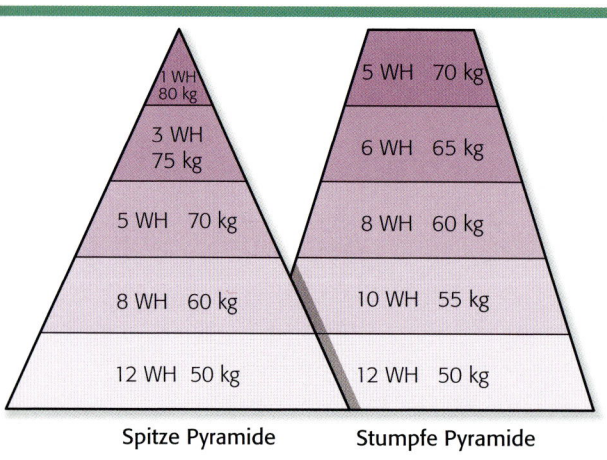

Prinzip des Pyramidentrainings

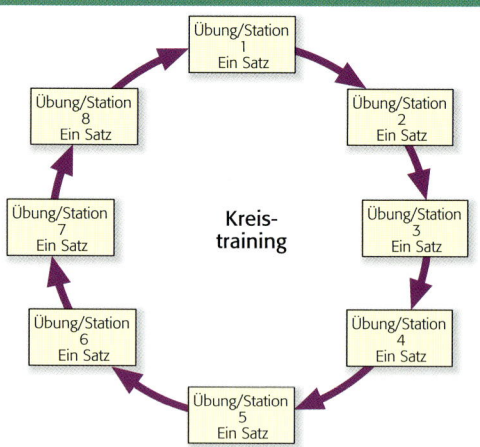

Prinzip des Kreistrainings

- Festlegung einer bestimmten Wiederholungszahl, z. B. 15, 20 oder 30 WH. Wie lange man dafür benötigt, spielt keine Rolle.
- Die Belastungspausen zwischen den Stationen ergeben sich durch den Wechsel von einer zur anderen Station.

Mit dem Kreistraining wird in relativ kurzer Zeit ein optimales Verhältnis zwischen Trainingsaufwand und Trainingseffektivität erreicht. Bei höheren Gewichten sollte ein kompletter Durchgang als Aufwärmprogramm (siehe »Spezifisches Warm-up«, Seite 59) dienen. Wird das Kreistraining mit einer hohen Wiederholungszahl (zwischen 20 und 30 WH) und zügiger Bewegungsgeschwindigkeit gestaltet, gleicht es einem Kraftausdauertraining (siehe Seite 19).

Ganzkörpertraining

Besonders für Einsteiger ist das Ganzkörpertraining geeignet. Aber auch Geübte und Fortgeschrittene können von dieser Organisationsform profitieren, wenn aus Zeitmangel nur ein oder zwei Trainingseinheiten pro Woche durchgeführt werden können. Beim Ganzkörpertraining werden alle Hauptmuskelgruppen in einer Trainingseinheit trainiert. Dabei ist zu beachten:

- Es sollen Übungen ausgewählt werden, die in ihrer Summe den ganzen Körper trainieren.
- Es soll bestimmten Muskelgruppen größere Aufmerksamkeit geschenkt werden (z. B. rumpfstabilisierende Muskulatur).
- Es sollen Übungen durchgeführt werden, die den individuellen Trainingszielen entgegenkommen.
- Es sollen möglichst auch Übungen einfließen, die mehrere Muskeln oder Muskelgruppen

gleichzeitig trainieren (z. B. Kniebeugen im Ausfallschritt, »Good Mornings« usw.).

Split-Training

Beim Split-Training (engl. to split = teilen) wird das Ganzkörpertraining praktisch in kleinere Portionen aufgeteilt. Dies ist vor allem dann sinnvoll, wenn regelmäßig an aufeinanderfolgenden Tagen belastungsintensive Trainingseinheiten absolviert werden. Der Körper wird dabei in verschiedene Hauptmuskelgruppen unterteilt, die an verschiedenen Tagen unter Belastung gestellt werden. Wesentlicher Vorteil des Split-Trainings ist, dass die Muskeln mit größerer Intensität trainiert werden können, was vor allem im fortgeschrittenen Stadium oder im Profibereich zu weiteren positiven Anpassungserscheinungen führen kann.

Man unterscheidet 2er- und 3er-Split-Systeme. Die Möglichkeiten der Zusammenstellung von Muskelgruppen sind dabei so vielfältig und unterschiedlich, dass keine einheitliche Festlegung erfolgen kann. Jeder muss für sich selbst entscheiden beziehungsweise sich professionell beraten lassen, welche Muskelgruppenkombinationen für ihn die geeignetsten sind. Dies dürfte für fortgeschrittene Sportler jedoch ohnehin kein größeres Problem darstellen. Für ein erfolgreiches Split-Trainingssystem sollten Sie folgende Hinweise beachten:

- Trainieren Sie nicht mehrere große Muskelgruppen in einer Trainingseinheit.
- Beginnen Sie Ihr Training immer mit den schwächsten Muskelgruppen.
- Legen Sie Übungen, welche eine hohe Koordinationsfähigkeit voraussetzen, nicht an das Ende einer Trainingseinheit.

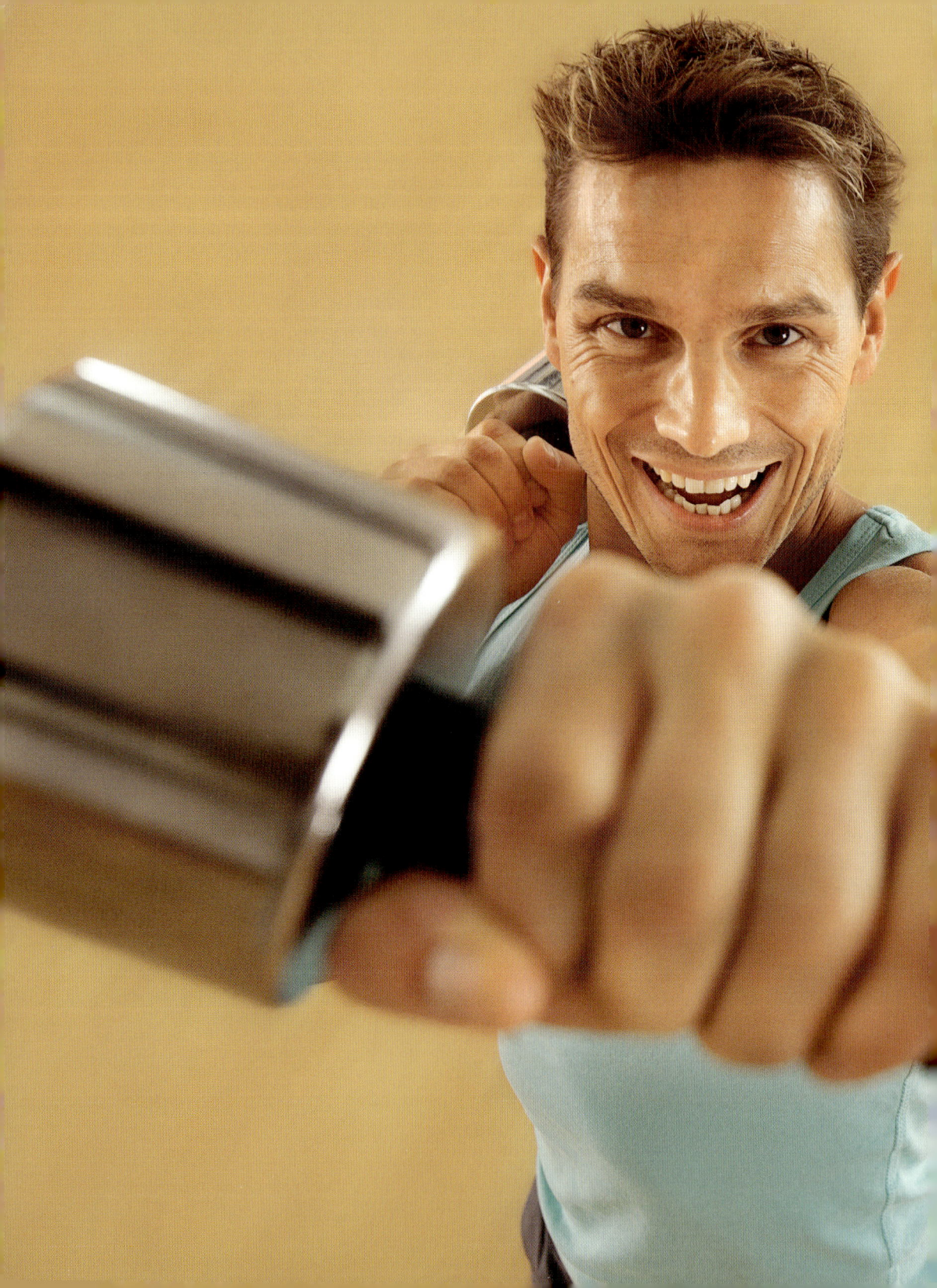

Das Training

Das Training an sich stellt den praktischen Teil dieses Buches dar. Alle Erkenntnisse aus der theoretischen Trainingslehre werden hierbei individuell auf den Sportler abgestimmt und in einer sinnvollen Konstellation mit den Übungen verbunden. Auf das aktive Training wird Ihr Körper entsprechend reagieren, er wird sich hinsichtlich Ihrer vorher festgelegten Ziele in kontinuierlichen Schritten entwickeln.

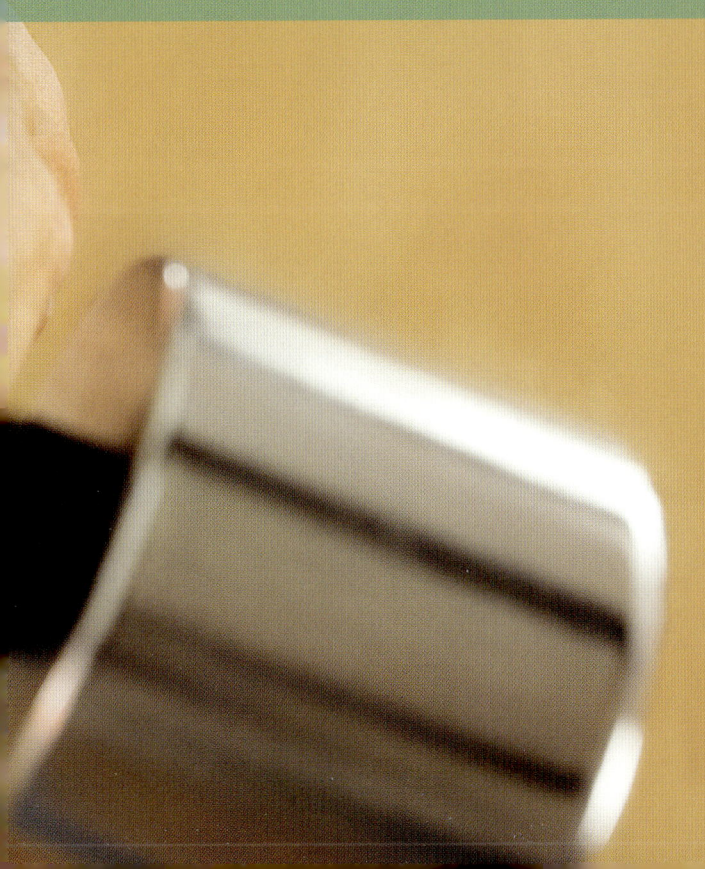

Ausrüstung und Bekleidung

Wer sich für den Hantelsport begeistert und in einem Studio trainiert, muss sich über das Equipment wenig Sorgen machen. Sollten Sie sich für eine eigene Ausrüstung interessieren, gilt es jedoch das Richtige zu finden. Beim Hantelequipment sollte man auf Qualität achten und sich persönlich in einem gut sortierten Fitnessfachmarkt umsehen.

Bekleidung

Im Grunde genommen reichen einfache Turnschuhe (Sneaker), welche einen sicheren Stand garantieren, vollkommen aus. Spezielle Kriterien, z. B. besondere Dämpfung oder Form der Sohle, müssen nicht erfüllt werden.

Die Trainingskleidung sollte aus atmungsaktiven Fasern bestehen, welche die Körperwärme nicht einschließen, sondern vom Körper weg transportieren. Es darf kein Wärmestau entstehen. Das Training wird so angenehmer, und der Körper überhitzt nicht so schnell. In kühleren Trainingsräumen muss der Körper durch die entsprechende Kleidung vor Wärmeverlust geschützt werden, um seine Leistungsfähigkeit zu erhalten. Für die Phase des Cool-downs scheint ein Sweatshirt sinnvoll, um ein zu schnelles Abkühlen des Körpers, vor allem in stark klimatisierten Trainingsräumen, zu vermeiden.

Ein sehr nützliches Utensil sind Trainingshandschuhe. Gerade beim Umgang mit Hanteln, welche an den Griffen aufgeraut sind, um einen sicheren »Grip« zu ermöglichen, kann in kurzer Zeit unschöne Hornhaut entstehen. Um unangenehmen Druckschmerz zu vermeiden, achten Sie zusätzlich auf eine Polsterung, welche vor allem im Knöchelbereich der Handinnenseite eingearbeitet sein sollte.

Die Trainingsbank

Wenn Sie in einem Fitnessclub trainieren, brauchen Sie sich über das Trainingsequipment keine Gedanken zu machen. Alles Nötige wird garantiert vor Ort sein. Trainieren Sie allerdings zu Hause oder haben dies in Zukunft vor, ist unter anderem die Anschaffung einer Trainingsbank sehr sinnvoll. Mit einer Trainingsbank ermöglichen Sie sich ein sicheres und variationsreiches Training. Die Auswahl ist groß, und der Kauf richtet sich nach den persönlichen Vorstellungen und Möglichkeiten jedes Einzelnen.

Bei Neuanschaffung achten Sie auf Folgendes:
- Eine Bank mit verstellbarer Lehne (0–90°) ist in den meisten Fällen zwar teurer als eine reine Flachbank, ermöglicht aber ein noch variationsreicheres und teilweise gesünderes Training.
- Die Lehne soll, vor allem in erhöhter Position, nicht wackeln.
- Die Liegefläche darf nicht breiter sein als die Querstreben des Fußgestells, da die Bank sonst sehr leicht seitlich kippen kann!
- Achten Sie auf einen leicht zu handhabenden Verstellmechanismus.

Zur Schonung des Polsters ist es empfehlenswert, stets mit einem Handtuch als Unterlage zu trainieren. Dies ist außerdem hygienischer, falls Sie in einer öffentlichen Einrichtung trainieren.

Langhantelablage

Eine Langhantelablage, welche es einzeln zum Beistellen gibt oder die fest verschweißt ist mit der Trainingsbank, ist besonders dann zu empfehlen, wenn das »Bankdrücken« (siehe Seite 90) ins Trainingsprogramm aufgenommen wird.

Diese Ablage ermöglicht ein sicheres Training, vor allem in der Start- und Endphase der Übung. Wird auf diese Übung verzichtet und dafür eine Alternative gewählt, ist eine Hantelablage nicht zwingend notwendig.

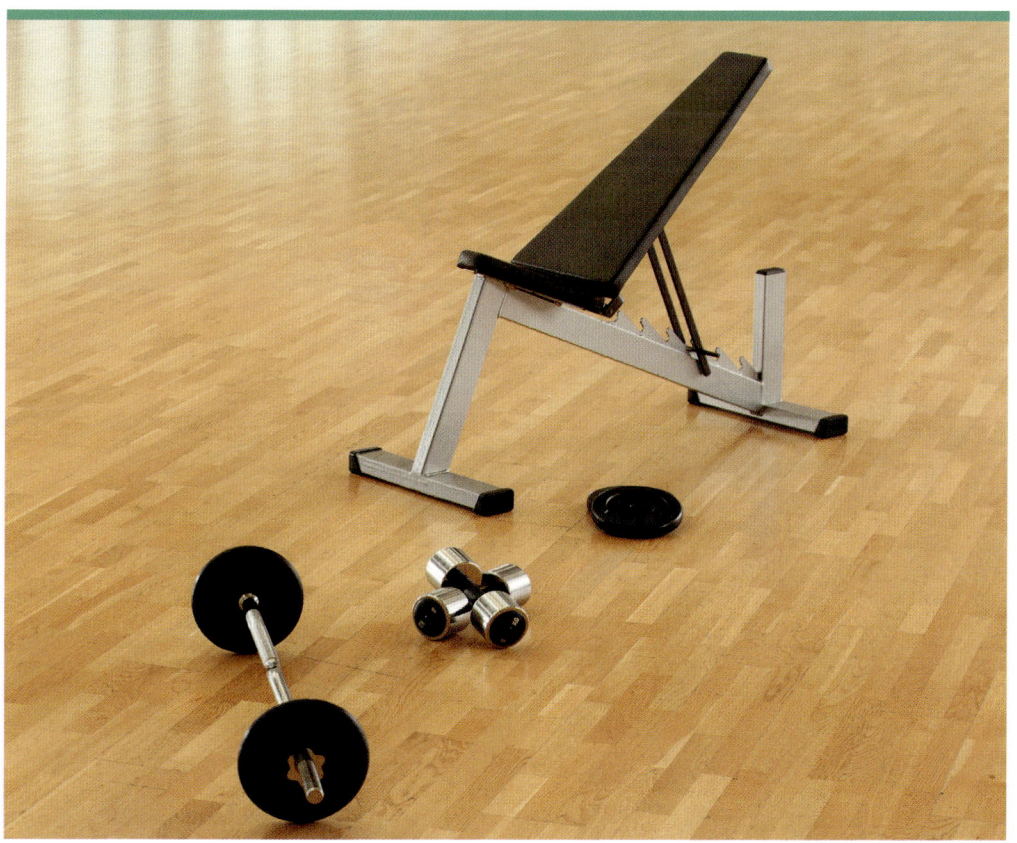

Für das Hanteltraining braucht es nicht viel, um ein facettenreiches Training zu gestalten. Wer auf Qualität statt Quantität achtet, wird nicht nur mehr Spaß an seinem Workout haben, sondern auch sicherer trainieren.

Die Hanteln

Hier scheint die Auswahl noch etwas umfangreicher als bei den Trainingsbänken. Grundsätzlich unterscheidet man zwischen Kurzhanteln und Langhanteln.

Kurzhanteln

Bei Kurzhanteln haben, wie der Name schon sagt, die eigentlichen Gewichte oder Gewichtsscheiben einen kurzen Abstand zueinander. Man fasst sie gewöhnlich nur mit einer Hand. Dabei besteht die Wahl zwischen den sogenannten Knochen und den Scheibenhanteln. Die Knochen haben ab Werk ein feststehendes Gewicht. Oft sind sie aus einem Guss und mit Kunststoff oder einem saugfähigen Softmaterial ummantelt. Vielen werden sie als *Gymnastikhanteln* ein Begriff sein. Ab einem Gewicht von 500 Gramm sind sie erhältlich, nach oben sind fast keine Grenzen gesetzt.

Langhanteln

Das besondere Merkmal der klassischen Langhanteln ist eine lange Stange, an deren Enden die Gewichtsscheiben aufgelegt werden. Man fasst sie ohne Ausnahme mit beiden Händen oder legt sie auf den Schultern auf. Auch hier gibt es je nach Einsatzgebiet erhebliche Unterschiede. So sind die professionellen Langhanteln für die Übungen »Bankdrücken« oder »Kniebeugen« wesentlich länger als etwa jene für die Übung »Armbeugen«. Auch der Lochdurchmesser der jeweils passenden Hantelscheiben variiert.

Sonderformen der Langhantelstange:

Besondere Formen der Hantelstange sollen den Trainingsalltag bereichern oder diesen abwechslungsreicher werden lassen. Manche dieser »Sonderlinge« haben sogar durchaus Sinn. Abgesehen von den manchmal sehr exotischen Variationen, hat sich die so genannte *SZ-Stange* vollends durchgesetzt und wird schon seit vielen Jahren von allen aktiven Hantelsportlern akzeptiert und im Training eingesetzt. Die SZ-Hantelstange, die ihren Namen offensichtlich aufgrund ihrer besonderen Krümmung erhalten hat, ermöglicht ein für die Handgelenke sehr angenehmes Training in meist zwei sehr unterschiedlichen Griffweiten (weit und eng). Aufgrund ihrer großen Verbreitung ist sie auch der einzige »Sonderling«, der bei verschiedenen Hantelübungen Anwendung findet.

»Knochen« oder Scheibenhantel?

Knochen haben den Nachteil, dass ihr Gewicht nicht verstellt werden kann. Um ein umfassendes und variationsreiches Ganzkörpertraining absolvieren zu können, wäre also ein ziemlich großes Sortiment dieser Knochen notwendig. Praktischer sind Scheibenhanteln, bei denen die Gewichtsscheiben einzeln aufgelegt werden und mit denen folglich mit unterschiedlichsten Gewichten trainiert werden kann. Die einzelnen Scheiben haben ein Gewicht zwischen 125 Gramm und 20 Kilogramm. Diese Abstufung macht es möglich, dass die Hantelstangen nach individuellen Bedürfnissen bestückt werden können.

Der Handel hält lackierte, verchromte und gummierte Hantelscheiben bereit. Jede Ausführung hat ihre Vor- und Nachteile. *Chrom* z. B. ist zwar optisch schön, kann jedoch sehr schnell abblättern, wenn die Hanteln öfter aneinander gestoßen werden. Das Eisen, das zum

Vorschein kommt, rostet ziemlich schnell. *Gummierte* Hantelscheiben schonen zwar einen empfindlichen Bodenbelag besser als blankes Metall. Ihr Nachteil liegt aber darin, dass sie im Neuzustand teilweise monatelang einen unangenehmen Reifengummigeruch abgeben und dass die Gummibeschichtung im Laufe der Jahre spröde wird und einreißt. Auch in diesem Fall kommt blankes Metall zum Vorschein. *Lackierte* Hantelscheiben sind die Urform aller Variationen. Zwar blättert auch die beste Lackierung irgendwann einmal ab, jedoch kann man sie im Vergleich zu den anderen Ausführungen schnell und kostengünstig mit einer handelsüblichen Sprühdose selbst restaurieren.

Das Material der Hantelstange

Nicht zu vernachlässigen ist das Material der Hantelstange. Hier sollten Sie auf jeden Fall professionelles, massives Material wählen. Vermeiden Sie unbedingt hohle Stangen, besonders bei Langhanteln. Diese sind zwar preislich günstiger, bringen aber auf Dauer keine Freude, da sie sich zu leicht verbiegen, vor allem wenn Sie mit höheren Gewichten trainieren. Achten Sie auf eine Riffelung im Griffbereich, damit Sie die Stange besser halten können. Glatte Stangen gleiten zu schnell aus der Hand. Bei neuen Hanteln ist die Riffelung zwar oft etwas scharfkantig; Abschürfungen oder Hornhautbildung an der Handinnenseite können Sie jedoch problemlos vermeiden, wenn Sie Trainingshandschuhe tragen.

Die Fixierung der Hantelscheiben

Wichtiger als die Art der Hantelscheiben ist allerdings der Mechanismus, mit dem die Scheiben auf der Hantelstange fixiert werden. Bei

TIPP Wenn Sie zu Hause trainieren und sich Ihr eigenes Kurz- und Langhantelset anschaffen, achten Sie darauf, dass die Scheiben bezüglich der Bohrung sowohl auf die Kurzhantel- als auch auf die Langhantelstangen passen. Wenn alle Scheiben und Stangen kompatibel sind, sparen Sie nicht nur Geld, sondern auch Platz!

Langhanteln ist eine Klemmfeder durchaus ausreichend, da die Hantel beim Training fast ausschließlich in der Waagerechten gehalten wird, vorausgesetzt, sie wird nicht zweckentfremdet, sondern sachgemäß gebraucht. Kurzhanteln stellen das größere Risiko dar, weil sie in der Praxis auch in senkrechter Position gehalten und geführt werden. Klemmmechanismen mit einer einfachen Feder sind hier nicht ratsam, da auch das Material einer guten Feder im Laufe der Zeit ermüdet und so die Scheiben schnell abgleiten können. Schwere Verletzungen können die Folge sein. Wählen Sie deshalb unbedingt irgendeine Art von robusten Schraubverschlüssen, um die Hantelscheiben sicher und fest auf der Stange zu montieren. Lassen Sie sich im Handel ausführlich beraten und testen Sie die Produkte auf ihren Bedienungskomfort!

Beim Umgang mit den Hanteln achten Sie bitte darauf,

- dass Klemm- oder Schraubverschlüsse funktionstüchtig sind und immer festsitzen,
- dass die Scheiben der Größe nach von innen nach außen geordnet sind und
- dass beide Hantelenden mit den gleichen Gewichten bestückt sind.

Trainingspraxis

Mit dem richtigen Aufbau einer Trainingseinheit und der korrekten Übungstechnik kann das Hanteltraining für jeden Sportler eine Erfolgsgeschichte werden.

Aufbau einer Trainingseinheit

Ungeachtet der Trainingsdauer oder -intensität kann bezüglich der Trainingswirkung oder Gesundheitsverträglichkeit auf keine der drei folgenden Hauptphasen verzichtet werden

1. Phase: Warm-up (Aufwärmen)
2. Phase: Hauptteil (Hantel-Übungsprogramm)
3. Phase: Cool-down (Abkühlen)

Das System des Trainingsaufbaus mit den drei genannten Phasen Warm-up, Hauptteil und Cooldown gilt praktisch für jede beliebige Sportart. Der Hauptteil ist also immer die eigentliche Sportart, welche durchgeführt wird. In unserem Fall ist es das Hanteltraining. Die Inhalte von Warm-up und Cool-down richten sich nach der jeweiligen Belastungsform, welche im Hauptteil auf den Körper einwirken wird beziehungsweise eingewirkt hat.

Warm-up

Das Warm-up, also die Aufwärmphase, ist der Teil, der unmittelbar vor einer Trainingseinheit steht. Ihm werden in der Regel folgende Wirkungen zugeschrieben:

- Verbesserung der physischen und psychischen Leistungsbereitschaft
- Verbesserung der Bewegungskoordination
- Verringerung des Verletzungsrisikos

Gerade beim Krafttraining mit Hanteln ist das Aufwärmen zur Verletzungsprophylaxe, Leistungsoptimierung und Trainingsverträglichkeit ein äußerst wichtiger Bestandteil. Die Gestaltung des Warm-ups richtet sich nach individuellen Voraussetzungen und der Belastungsintensität im Hauptteil. Man gliedert es in drei Phasen:

1. Phase: Allgemeines Aufwärmen
2. Phase: Individuelles Aufwärmen
3. Phase: Spezifisches Aufwärmen

Das allgemeine Warm-up

Für das allgemeine Warm-up genügt eine geringe bis mittlere ausdauerorientierte Belastung. Diese kann z. B. durch 8–12 Minuten Fahrrad- oder Lauftraining oder durch andere aerobe Belastungsformen (z. B. Aerobic) erfolgen. Der Puls sollte dabei einen Wert von »160 minus Lebensalter« nicht überschreiten.

Das allgemeine Warm-up erfüllt folgende Funktionen:

Erhöhung der Körperkerntemperatur

Sie steigt auf 38,5–39 Grad Celsius an. Diese Temperatur gilt als optimal und sichert die erforderliche Geschwindigkeit der biochemischen Stoffwechselvorgänge. Die einhergehende erhöhte Durchblutung sorgt für die notwendige

Sauerstoffversorgung des Organismus und verbessert die nervale Leitgeschwindigkeit (Nervenimpulsweitergabe) als Voraussetzung für eine hohe Kontraktionsgeschwindigkeit der Muskulatur. Schon die Erhöhung der Körpertemperatur um 2 Grad Celsius bewirkt diesbezüglich eine Verbesserung um 20 %! Durch die verbesserte Nervenimpulsweitergabe steigen zudem die Konzentrations- und Koordinationsfähigkeit. Aufmerksamkeit und Reaktionsfähigkeit werden intensiviert.

Verletzungsprophylaxe

Durch die Reduzierung der inneren Reibungskräfte werden Muskulatur, Sehnen und Bänder elastischer und dehnfähiger, ihre Rissanfälligkeit sinkt. Ebenso vergrößern sich die Gelenkauflageflächen (hyaliner Knorpel), welche durch die gesteigerten Stoffwechselprozesse und die vermehrte Produktion von Gelenkflüssigkeit besser »durchsaftet« werden. Durch diese akute Knorpelhypertrophie wird der beim Hanteltraining einwirkende Druck auf die Gelenke auf eine größere Auflagefläche verteilt, was für jeden Trainierenden und insbesondere bei Belastungsspitzen von Vorteil ist.

Mobilisation der kardiopulmonalen Leistungsfähigkeit

Dies bedeutet, dass das aktive Aufwärmen die Leistungsfähigkeit des Herz-Kreislauf- und des Herz-Lungen-Systems anregt (= Steigerung der Herzfrequenz und Erhöhung der zirkulierenden Blutmenge in die entsprechenden Verbrauchsorgane; verbesserte Sauerstoffanreicherung des Blutes). Die dadurch verbesserte Energieversorgung der Muskeln bringt eine erhöhte Leistungsfähigkeit mit sich.

Das individuelle Warm-up

Es richtet sich nach den persönlichen Voraussetzungen und Vorlieben des Trainierenden. Eigentlich vermischt sich diese Phase des Aufwärmens mit der allgemeinen und spezifischen Aufwärmung. Dabei werden vom Sportler Belastungsverträglichkeiten oder -unverträglichkeiten, eventuelle Verletzungen oder Bewegungseinschränkungen und individuelle körperliche Voraussetzungen berücksichtigt. Sind z. B. bestimmte Muskelverkürzungen bekannt, können diese im Rahmen des Aufwärmtrainings speziell gedehnt werden. Wer z. B. an den Nachwirkungen einer Verletzung im Schultergelenk leidet, kann dieses entsprechend behutsamer, aber dennoch intensiv mobilisieren.

Das spezifische Warm-up

Dieses Warm-up richtet sich nach der Form der Belastung. Beim Hanteltraining mit schwerem Gewicht kann die Beanspruchung der Muskeln/ Gelenke sehr hoch werden. Wird mit leichterem Gewicht trainiert, ist die Belastung entsprechend niedriger. Dies ist jedoch relativ, denn bei einem Einsteiger können auch schon geringe Gewichte zu einer verhältnismäßig hohen Belastung führen. Beim spezifischen Warm-up im Hanteltraining gilt deshalb:

- Mobilisieren Sie die an einer Übung beteiligten Gelenke durch hebende, senkende und kreisende Bewegungen, die in ihrer Ausführung klein beginnen und mit ausladenden Bewegungen enden.
- Vor der jeweiligen Übung führen Sie eine Serie mit deutlich geringerem Gewicht und höherer Wiederholungszahl durch. Dies gilt insbesondere dann, wenn anschließend mit individuell schweren Gewichten trainiert wird.

■ Obwohl bis heute dem Vordehnen (Pre-Stretch) der Muskulatur keine eindeutige wissenschaftliche Bedeutung nachgewiesen wird, kann es dennoch empfohlen werden. Dehnen Sie jedoch beim Pre-Stretch äußerst behutsam. Vermeiden Sie zerrende oder reißende Bewegungen. (Zum Dehnen der Muskulatur = Stretching siehe Seite 107.)

Hanteltraining – die richtige Technik

Beim Training mit Hanteln, den sogenannten freien Gewichten, werden höhere Anforderungen an die Koordinationsfähigkeit des Körpers gestellt als beim Training an den Maschinen, bei denen meist nur eine einzige Übung möglich und der Bewegungsverlauf zum größten Teil vorgegeben ist. Die Fachwelt diskutiert schon lange, ob das Hanteltraining grundsätzlich nur für geübte Sportler zu empfehlen ist oder ob gerade Fitnesseinsteiger davon profitieren können. Pro und Contra stehen sich also ständig gegenüber. Beide Meinungsvertreter haben offensichtlich recht, und zwar aus folgenden drei Gründen:

1. Es gibt tatsächlich Übungen, die nur für Geübte oder Fortgeschrittene geeignet sind. Dies gilt unter anderem für Übungen,
■ bei denen mehrere Gelenke an der Bewegung beteiligt sind,
■ bei denen zur Stabilisation des Körpers eine gut oder sehr gut trainierte Rumpfmuskulatur vorhanden sein muss oder
■ welche durch einen sehr komplexen Bewegungsablauf gekennzeichnet sind.

2. Gerade der Trainingsanfänger schult mit frei ausgeführten Trainingsbewegungen seine Koordinationsfähigkeit erheblich und trainiert seinen gesamten Stützapparat. Auch anspruchsvolle Übungen können von ihm durchgeführt werden, wenn
■ die spezifischen Bewegungstechniken ohne oder mit sehr wenig Gewicht gründlich erlernt werden, bevor mit den eigentlichen Belastungssätzen begonnen wird,
■ die Übungen grundsätzlich mit geringem Gewicht durchgeführt werden,
■ vereinfachte Variationen durchgeführt werden und somit die Muskulatur schrittweise an höhere Belastungen und der Körper an komplexere Bewegungsabläufe herangeführt wird.

3. Übungen, die in diesem Buch besonders für Einsteiger gekennzeichnet sind, können auch gut von fortgeschrittenen Sportlern durchgeführt werden,
■ da Fortgeschrittene grundsätzlich auch von einfachen Übungen profitieren,
■ da auch einfache Übungen oft nicht schwieriger gestaltet werden müssen oder können, um genügend Trainingseffektivität zu erhalten,
■ wenn das Gewicht erhöht wird und somit die Intensität steigt.

Unabhängig von der Eignung der einzelnen Übungen für Einsteiger, Geübte oder Fortgeschrittene, gibt es feststehende Begriffe, die den Umgang mit den Hanteln im Training beschreiben. Dazu sollen einige von ihnen erläutert werden, die Sie während des gesamten Hanteltrainings begleiten.

Grundstellung

In der Grundstellung sind die Beine hüft- oder schulterbreit geöffnet und die Füße parallel zueinander. Die Kniegelenke sind leicht gebeugt, der Oberkörper ist aufrecht und der Rücken gerade. Der Brustkorb ist etwas angehoben, der Schultergürtel in Mittelstellung und der Blick geradeaus gerichtet.

Schrittstellung

In der Schrittstellung ist die Haltung des Rumpfes identisch mit der in der Grundstellung. Lediglich die Beine werden in leichter oder weiter Schrittstellung auf dem Boden aufgesetzt.

Becken aufrichten oder kippen

Die sogenannte Beckenkippe ist eine sehr wichtige Isolations- und Mobilisationsübung in verschiedenen Gesundheitskursen. Wird die Beckenkippe vom Trainierenden beherrscht, kann er das Prinzip auf das Hanteltraining übertragen. Die richtige Stellung des Beckens ist ausschlaggebend für eine natürliche und gerade Haltung des Rückens und enorm wichtig für gesundheitsorientiertes Hanteltraining. Üben Sie im Stand mithilfe folgender Vorstellung: »Mein Bauchnabel ist die Öffnung einer Gießkanne. Wenn ich das Becken kippe, fließt Wasser aus der Öffnung. Richte ich es auf, fließt das Wasser zurück in den Kannenbauch.«

Diese Bewegung des sogenannten Gießkannen-Prinzips kann stehend, kniend oder liegend ausgeführt werden. Wird das Becken genau in mittlerer Position gehalten, steht es neutral.

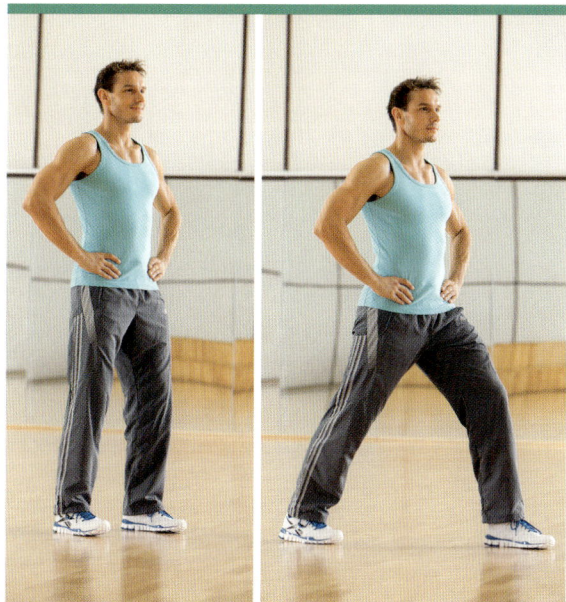

Grund- und Schrittstellung

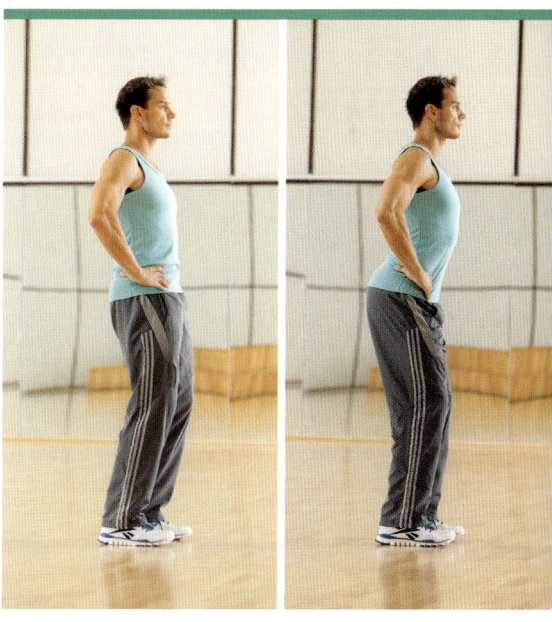

Becken kippen (rechts) und aufrichten (links)

Griffweite

Die Griffweite beschreibt, wie weit die Hände an der Stange der Langhantel voneinander entfernt sind. Je nach Übung ist diese eng, weit, schulterbreit usw.

Neutralgriff, Obergriff und Untergriff

Bei den meisten Übungen werden die Hanteln im Neutral-, Ober- oder Untergriff gehalten.

Neutralgriff

Er ist nur mit Kurzhanteln möglich. Die Daumen zeigen nach vorn, der Handrücken zur Seite.

Obergriff

Die Hände sind einwärts gedreht, die Daumen zeigen nach innen, der Handrücken nach vorn.

Untergriff

Die Hände werden nach außen gedreht, die Daumen zeigen nach außen, der Handrücken nach hinten.

Bei allen Kurz- und Langhantelübungen werden die Handgelenke stets in einer stabilen und geraden Verlängerung der Unterarme gehalten (außer bei den Übungen Nr. 24 und Nr. 25).

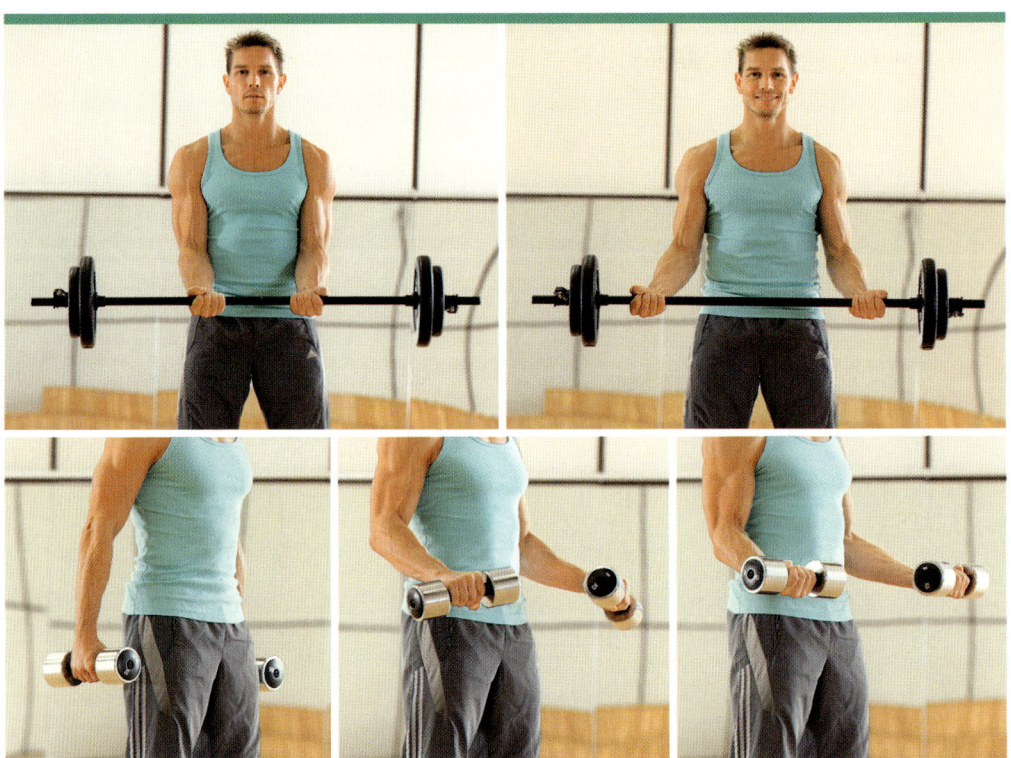

Mit verschiedenen Griffweiten beim Langhantel- und Griffvariationen beim Kurzhanteltraining können facettenreiche Impulse gesetzt werden.

Hinweise zur Durchführung der Übungen

Hanteltraining ist eine Sportart mit vergleichsweise geringem Verletzungsrisiko. Voraussetzungen sind die richtige Handhabung der Geräte und eine gute Technik. Wenn möglich, trainieren Sie deshalb mit einem Partner, der Ihre Haltung und Ausführung kontrollieren und verbessern kann, oder trainieren Sie vor einem Spiegel, um sich selbst beobachten zu können.

Bei der Übungsausführung achten Sie bitte darauf,

- dass Übungen, die nur für eine Körperseite beschrieben sind, auch für die andere Seite durchgeführt werden,
- dass Sie während des Trainings gleichmäßig atmen, und zwar in der konzentrischen Bewegungsphase (Kontraktion der Arbeitsmuskulatur) ausatmen und in der exzentrischen Bewegungsphase (Dehnung der Arbeitsmuskulatur) einatmen,

- dass Sie Pressatmung vermeiden,
- dass Sie alle Übungen in langsamer bis zügiger Geschwindigkeit ausführen (ein kompletter Bewegungszyklus dauert 3–4 Sekunden),
- dass Sie bei Schmerzen oder Übelkeit das Training sofort abbrechen,
- dass Übungen auf dem Boden auf einer weichen Unterlage, z. B. einer Matte, ausgeführt werden, um v. a. die Wirbelsäule zu schonen.

Übungskatalog Hanteltraining

Manche Übungen sind aufgrund ihrer erhöhten koordinativen Bewegungsanforderung nicht für Einsteiger geeignet. Ebenso Übungen, bei denen schon eine gut trainierte Muskulatur, v. a. in der Rücken- und Bauchregion, vorhanden sein sollte. Um die Übungen voneinander zu trennen, sind sie farblich markiert. Jeder Übung geht ein *anatomischer Muskelmann* voraus. Die an ihm gekennzeichneten Muskeln zeigen die hauptsächlich beteiligte Muskelgruppe, aber auch Muskeln, die an der Bewegung maßgeblich unterstützend wirken (Synergisten).

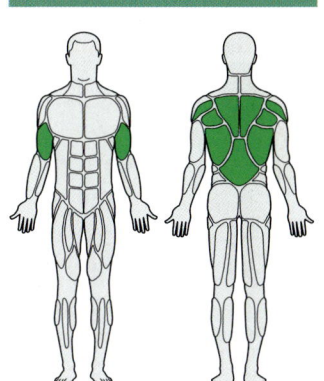

Übungen, für alle Zielgruppen, insbesondere für Einsteiger.

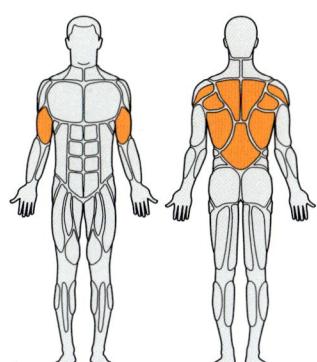

Übungen, die für Geübte und Fortgeschrittene geeignet sind.

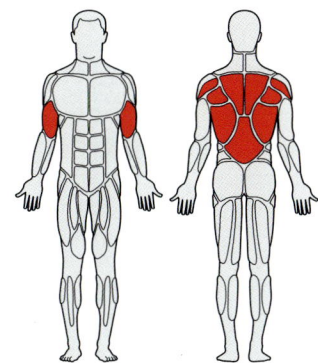

Übungen, die ausschließlich für Fortgeschrittene geeignet sind.

Übungen für Rücken und Nacken

Mit regelmäßigen Rückenübungen schaffen Sie eine harmonische Balance zwischen Vorder- und Rückseite Ihres Rumpfes.

Rumpfheben in Bauchlage mit Kurzhantel (Übung 1)

Ausgangsposition

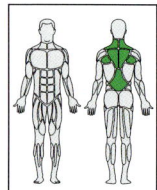

1 In der Bauchlage drücken Sie die Fußspitzen in den Boden, lösen die Knie vom Boden und halten Spannung in der Gesäß- und Beinmuskulatur. Halten Sie mit beiden Händen eine Hantel im Nacken oder direkt an der Stirn. Der Blick ist zum Boden gerichtet.

Übungsausführung

2 Aus dieser Grundspannung heraus heben Sie den Oberkörper einige Zentimeter vom Boden ab, halten ihn 1 oder 2 Sekunden in isometrischer Anspannung und senken ihn danach, ohne ihn vollständig auf der Matte abzulegen.

Wichtige Hinweise

- Üben Sie ohne Schwung.
- Halten Sie den Kopf in natürlicher Verlängerung der Wirbelsäule.
- Lassen Sie die Ellbogen nicht nach unten fallen, sondern halten Sie sie mindestens in Höhe der Schultern. Wenn Sie während der Übung bewusst die Schulterblätter zusammenziehen, trainieren Sie zusätzlich verstärkt die Trapezmuskulatur (M. trapezius).

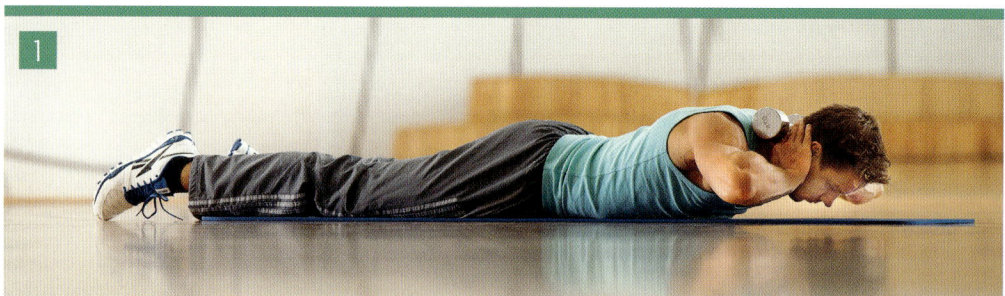

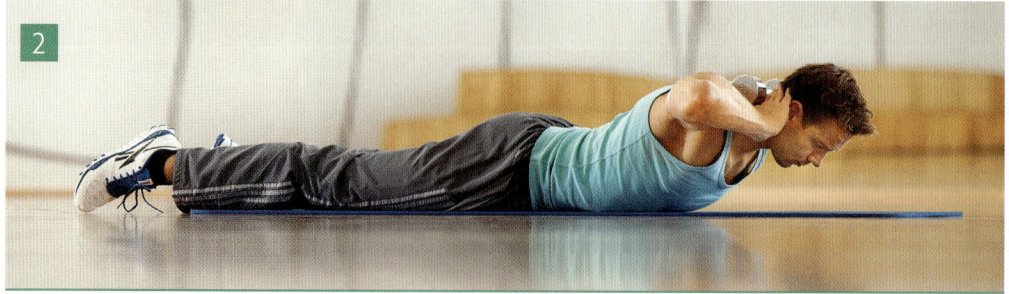

Diagonalzug in Bauchlage mit Kurzhanteln (Übung 2)

Ausgangsposition

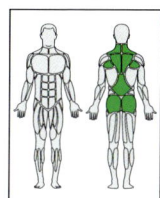

3 In Bauchlage halten Sie mit vorgestreckten Armen in jeder Hand eine Gymnastikhantel. Strecken Sie Ihre Füße, lösen Sie die Knie vom Boden und halten Sie Spannung in der Gesäß- und Beinmuskulatur. Die Stirn ist zum Boden gerichtet.

Übungsausführung

4 Aus der Grundspannung heraus heben Sie einen Arm und das gegengleiche Bein etwas vom Boden ab. Durch das aktive Nach-vorn-Strecken des gehobenen Armes und das Nach-hinten-Schieben des Fußes des gehobenen Beins entsteht das Gefühl, als wolle man sich auseinanderziehen. Wechseln Sie die Seiten im Rhythmus von 2–3 Sekunden.

Wichtige Hinweise

■ Die Übung wird anspruchsvoller, wenn Sie statt der Ausgangsposition Bauchlage den Vierfüßlerstand wählen. Stützen Sie sich dabei auf einem Ellbogen und dem gegengleichen Knie auf und strecken Sie sich so wie in der Grundübung beschrieben. Für die Ausgangsposition heben Sie den Arm und das gegengleiche Bein nur so weit an, bis sie mit dem Rücken eine gerade Linie bilden. Der Kopf bleibt in der natürlichen Verlängerung der Wirbelsäule. Während der Übungsausführung heben und senken Sie gleichzeitig Arm und Bein.

■ Konzentrieren Sie sich auf das »Auseinanderziehen« und vermeiden Sie die Bildung eines Hohlkreuzes.

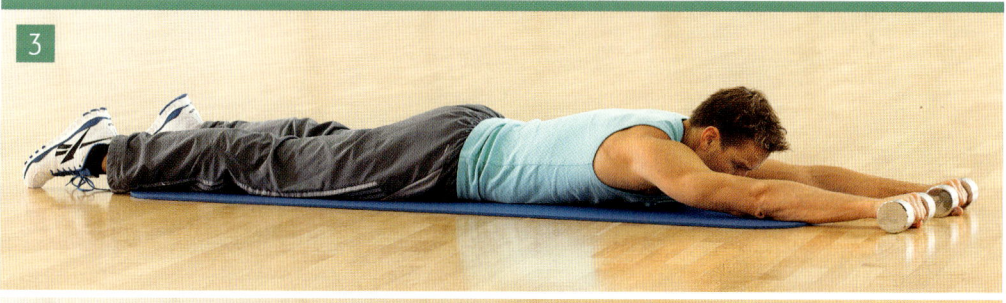

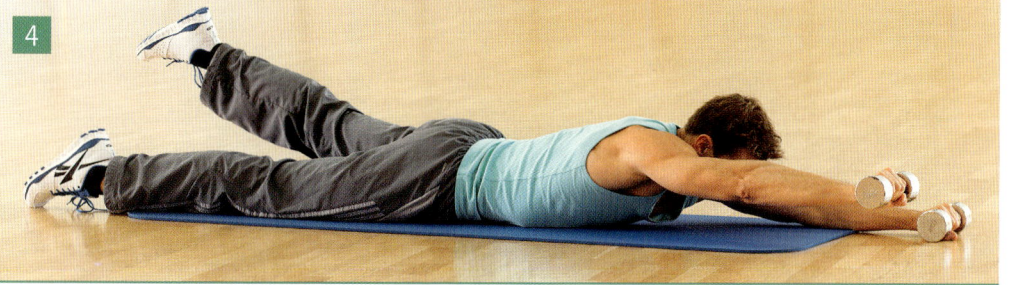

Kurzhantel übergeben (Übung 3)

Ausgangsposition

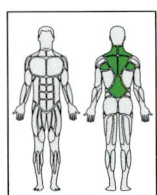

1 In Bauchlage halten Sie mit vorgestreckten Armen in einer Hand eine Gymnastikhantel. Strecken Sie Ihre Fußspitzen, lösen Sie die Knie vom Boden und halten Sie Spannung in der Gesäß- und Beinmuskulatur. Der Kopf und der obere Teil des Brustbeins sind leicht angehoben. Der Blick ist zum Boden gerichtet.

Übungsausführung

2 Führen Sie beide Arme in einem weiten Bogen langsam hinter den Rücken und übergeben Sie die Hantel in die andere Hand. Die nächste Übergabe findet mit nach vorn gestreckten Armen statt. Wechseln Sie die Übergaberichtung nach der Hälfte der in Ihrem Trainingsplan festgelegten Wiederholungszahl.

Wichtige Hinweise

- Richten Sie Ihren Blick zum Boden.
- Halten Sie während der gesamten Übung Spannung in der Bein-, Gesäß- und Rückenmuskulatur.
- Geübte können die Übung auch in Bauchlage auf einem großen Gymnastikball durchführen. Hierbei wird die Muskelaktivität des gesamten Körpers erhöht, da erstens eine geringere Auflagefläche für den Körper zur Verfügung steht und zweitens aufgrund der Instabilität des Balles das Körpergleichgewicht durch koordinativen Muskeleinsatz gehalten und stets korrigiert werden muss.
- Je mehr die Arme bei der vorderen Hantelübergabe über Kopf gehoben werden, desto intensiver wird die Übung.

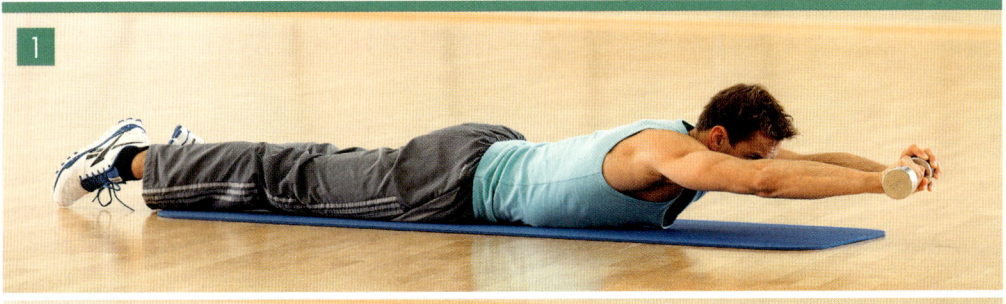

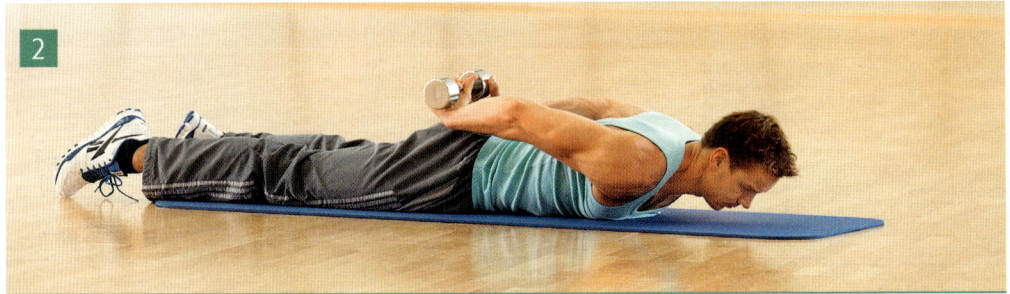

Schulterheben mit Kurzhanteln (Übung 4)

Ausgangsposition

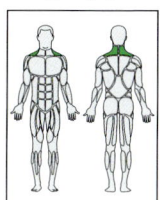

3 In der Grundstellung halten Sie in jeder Hand eine Kurzhantel mit Neutralgriff. Die Schultern sind hierbei locker und lassen sich bewusst vom Gewicht der Hanteln nach unten ziehen.

Übungsausführung

4 Ziehen Sie beide Schultern gleichmäßig in einer geraden Linie nach oben, als wollten Sie sagen: »Ich weiß es nicht.« Während des Nach-oben-Ziehens der Schultern bleiben die Arme passiv und gestreckt. Danach senken Sie die Schultern kontrolliert in die Ausgangsposition zurück.

Wichtige Hinweise

- Kommen Sie bei dieser Übung nicht in Versuchung, den Kopf einzuziehen, um ihn näher zu den Schultern zu bewegen. Er bleibt in der natürlichen Verlängerung der Wirbelsäule.

- Die Bewegungskoordination und die Trainingsintensität werden erhöht, wenn Sie statt der einfachen Hebebewegung eine Rollbewegung der Schultern von vorn nach hinten durchführen. Beginnen Sie diese Variante, indem Sie die Hanteln etwas vor dem Körper mit Obergriff halten. Kreisen Sie dann die Schultern nach hinten. Wiederholen Sie diese Kreisbewegung entsprechend der Wiederholungszahl Ihres Trainingsplans.

- Die gleiche Übungsvariation ist auch mit einer Kreisbewegung von hinten nach vorn möglich.

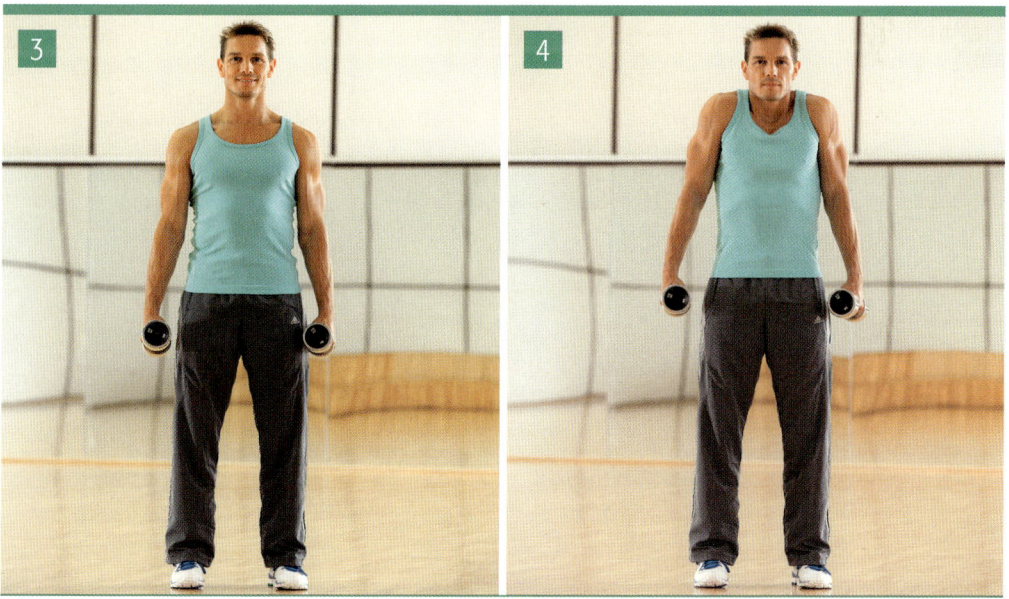

Einarmiges Rudern vorgebeugt mit Kurzhantel (Übung 5)

Ausgangsposition

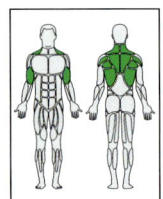

1 Mit Neutralgriff halten Sie in einer Hand eine Kurzhantel und stützen sich mit dem freien Arm auf einer Bank ab. Der Rumpf ist vorgebeugt, der Rücken ist gerade, den Kopf halten Sie in der natürlichen Verlängerung der Wirbelsäule, das Standbein ist leicht gebeugt.

Übungsausführung

2 Ziehen Sie die Hantel seitlich nah am Körper nach oben. Der Ellbogen führt die Bewegung an, indem er nach hinten-oben gezogen wird, ohne dass sich der Oberkörper dabei verdreht. Halten Sie den Unterarm während der gesamten Bewegung in senkrechter Stellung. Beim Herablassen der Hantel soll der Arm nicht ganz ausgestreckt werden, bevor Sie ihn für die nächste Wiederholung erneut nach oben ziehen.

Wichtige Hinweise

- Die gleiche Übung kann auch mit Untergriff durchgeführt werden. Die Bewegungsausführung ist dieselbe wie in der beschriebenen Grundübung.
- Koordinativ anspruchsvoller wird die Übung, wenn mit Obergriff begonnen und während der Zugbewegung durch gleichmäßige Drehung des Unterarmes in den Neutralgriff gewechselt wird.
- Halten Sie bei allen Variationen und in der Grundübung Spannung in der Rumpfmuskulatur und vermeiden Sie die Bildung eines Hohlkreuzes!
- Je langsamer Sie die Hantel nach oben ziehen, desto intensiver wird die Übung.

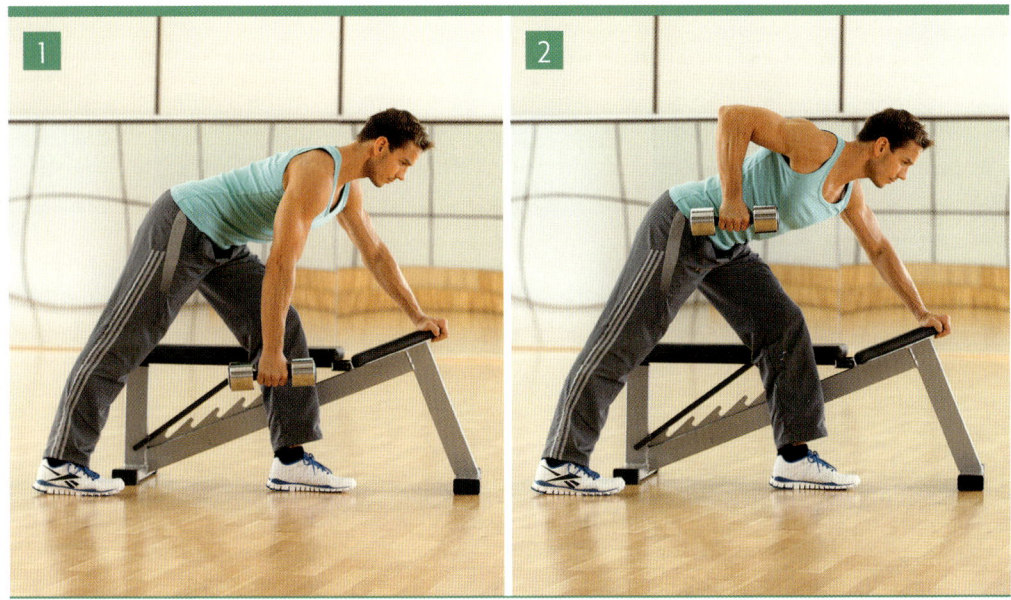

Rudern aufrecht mit SZ-Hantel (Übung 6)

Ausgangsposition

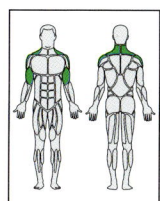

3 In der Grundstellung halten Sie eine SZ-Hantel mit Obergriff und leicht gebeugten Armen vor dem Körper. Die Hände sind etwas weniger als schulterbreit auseinander, die Schultern fallen locker in Richtung Boden, der Brustkorb ist etwas angehoben.

Übungsausführung

4 Ziehen Sie die Hantel dicht am Körper – jedoch ohne ihn dabei zu berühren – und geradlinig nach oben in Richtung Kinn. Dabei wird die Bewegung stets von den Ellbogen angeführt. Heben Sie gleichzeitig die Schultern und ziehen Sie die Ellbogen nach außen-oben.

In der Endposition befindet sich die Hantel auf Kinnhöhe. Beim Herablassen der Hantel in die Ausgangsposition werden in entsprechend umgekehrter Reihenfolge die Ellbogen als Letztes gesenkt.

Wichtige Hinweise

■ Bei dieser Übung gewährt die SZ-Hantel durch ihre spezielle Biegung eine angenehmere Handgelenksstellung als eine gerade Langhantel. Steht keine SZ-Hantel zur Verfügung, lässt sich eine unangenehme Supination der Handgelenke vermeiden, indem die Langhantel nur mit Daumen, Zeige- und Mittelfinger gegriffen wird. Bei sehr hohen Gewichten ist dies jedoch nicht zu empfehlen.

■ Je größer der Abstand zwischen den Händen ist, desto mehr wird der Deltamuskel (M. deltoideus) und desto weniger der Trapezmuskel (M. trapezius) aktiviert.

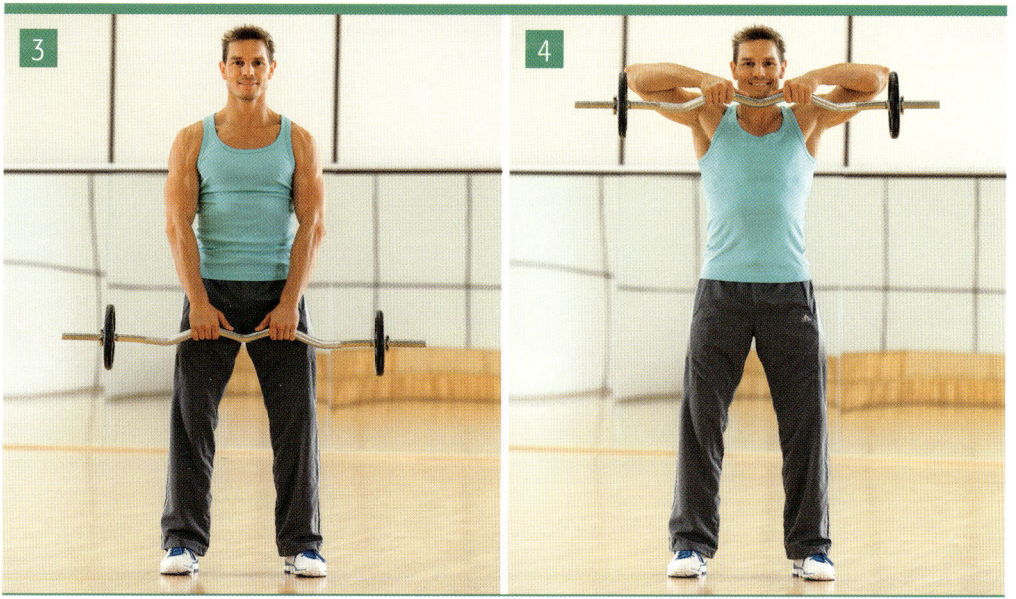

Rudern vorgebeugt mit Langhantel (Übung 7)

Ausgangsposition

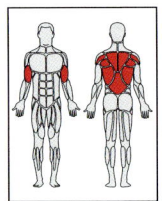

1 Halten Sie schulterbreit mit fast gestreckten Armen eine Langhantel mit Obergriff vor dem Körper. Aus der Grundstellung heraus beugen Sie Ihre Knie und neigen den Oberkörper mit geradem Rücken und leicht angespannter Bauchmuskulatur nach vorn. Der Kopf wird in Verlängerung der Wirbelsäule gehalten.

Übungsausführung

2 Ziehen Sie nun die Hantel geradlinig nach oben zur Brust, wobei die Bewegung von den Ellbogen angeführt wird (Ruderbewegung). Halten Sie Ihren Oberkörper während der Übungsausführung unbedingt stabil, die Bewegung wird nur mit den Armen ausgeführt.

Wichtige Hinweise

- Diese Übung setzt einen gesunden und sehr gut trainierten Rücken voraus!
- Auch Fortgeschrittene sollten den Bewegungsablauf im ersten Lernschritt zunächst ohne Hantel, im zweiten Schritt mit Hantel ohne aufgesetzte Scheiben und erst im dritten Schritt, wenn die Bewegung beherrscht wird, mit erhöhtem Gewicht durchführen!
- Die Fixierung des Oberkörpers in gerader Haltung ist bei dieser Übung besonders wichtig!
- Sie können die Übung variieren, indem Sie eine bewusst breite Ellbogenführung wählen, wobei verstärkt die interskapuläre Muskulatur (= Muskulatur zwischen den Schulterblättern) trainiert wird, oder die Variation wählen, bei

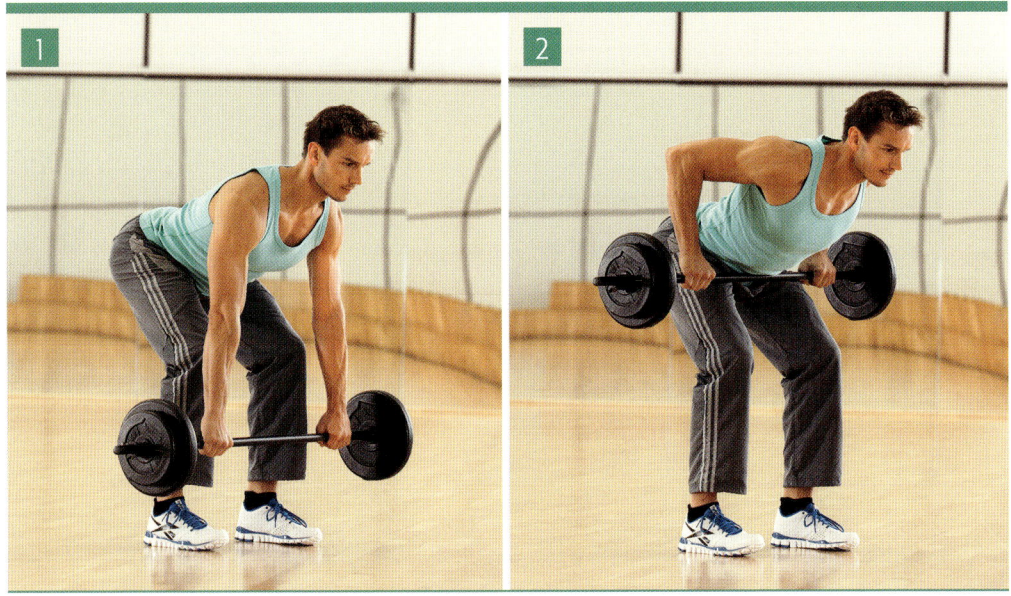

der die Ellbogen nah am Körper vorbeilaufen, wobei der breite Rückenmuskel (M. latissimus dorsi) die Hauptarbeit übernimmt.

Seitheben vorgebeugt mit Kurzhanteln (Übung 8)

Ausgangsposition

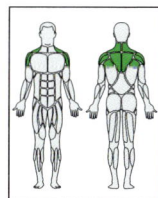

3 Legen Sie sich bäuchlings auf eine Schrägbank (20–30°) und stabilisieren Sie Ihren Kopf in natürlicher Verlängerung der Wirbelsäule. Ist die Rückenlehne der Trainingsbank lang genug, legen Sie die Stirn auf der Lehne ab. Halten Sie in jeder Hand eine Kurzhantel mit Neutralgriff und richten Sie die Arme leicht gebeugt zum Boden, wobei die Hände weiter als schulterbreit auseinandergehalten werden sollen.

Übungsausführung

4 Führen Sie die Arme in einer kreisrunden Bewegung seitwärts nach oben, bis sie sich etwa auf Schulterhöhe befinden. Behalten Sie dabei den leicht gebeugten Winkel im Ellbogengelenk bei. Senken Sie die Arme danach in die Ausgangsposition zurück.

Wichtige Hinweise

- Statt auf einer verstellbaren Trainingsbank können Sie Ihren Oberkörper auch auf einem großen Gymnastikball ablegen.
- Verwenden Sie besser leichte Gewichte, damit Sie ohne Schwung trainieren können und die Übung ohne Mithilfe anderer, stärkerer Muskeln durchgeführt werden kann.
- Sie können die Übung wesentlich intensiver gestalten, wenn in der höchsten Position der Arme die Schulterblätter zusätzlich aktiv nach hinten zusammengezogen werden.

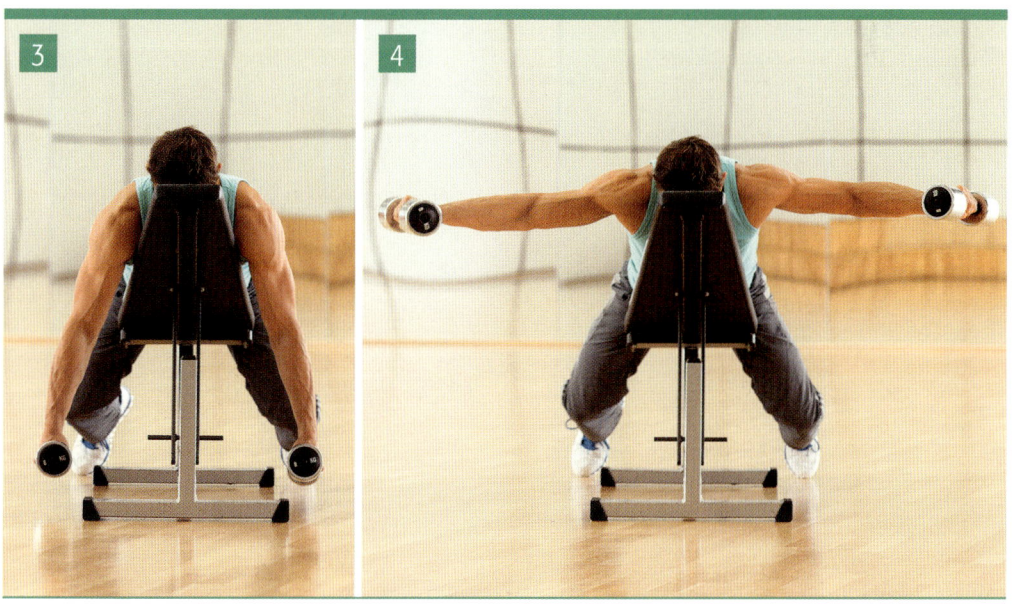

Rumpfaufrichten im Fersensitz mit Kurzhanteln (Übung 9)

Ausgangsposition

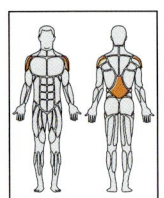

1 Gehen Sie so in den Kniestand, dass die Füße auf dem Rist abgelegt sind und die Fersen sich berühren. Halten Sie mit beiden Händen eine Kurzhantel im Nacken und senken Sie den Oberkörper ca. 45° nach vorneunten.

Übungsausführung

2 Heben Sie nun das Becken an und richten Sie gleichzeitig Ihren Oberkörper bis fast in die Senkrechte auf. Halten Sie hierbei Ihre Wirbelsäule lang und gestreckt. Anschließend senken Sie Becken und Rumpf in die Ausgangsposition zurück, ohne sich auf die Fersen abzusetzen.

Wichtige Hinweise

■ Einsteiger oder Trainierende mit Rückenproblemen kräftigen Ihre Rückenstreckmuskulatur zunächst mit Übung 1 »Rumpfheben in Bauchlage« und wechseln erst im Geübten-Stadium zu dieser etwas anspruchsvolleren Variante mit erhöhten Hebelverhältnissen.

■ Achten Sie auf einen gleichmäßigen Bewegungsrhythmus, der mit Ihrem Atemrhythmus harmonisiert.

■ Treten bei dieser Übung Beschwerden in den Kniegelenken auf, probieren Sie die Ausführung sitzend auf einem großen Gymnastikball oder auf einer Trainingsbank.

Rumpfaufrichten mit Langhantel, »Good Mornings« (Übung 10)

Ausgangsposition

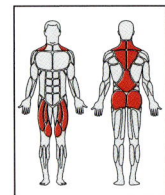

3 In der Grundstellung greifen Sie mit schulterbreitem Obergriff eine Langhantel. Begeben Sie sich danach in die Ausgangsposition, indem Sie die Kniegelenke weiter beugen und gleichzeitig den Oberkörper mit geradem und stabilem Rücken etwa 30–45° nach vorn neigen. Der Kopf bleibt in der natürlichen Verlängerung der Wirbelsäule, der Blick ist dadurch nach schräg vorn-unten gerichtet.

Übungsausführung

4 Richten Sie den Oberkörper in die senkrechte Position auf und strecken Sie parallel dazu Ihre Beine, bis Sie sich in der Grundstellung befinden, also Ihre Kniegelenke nur noch ganz leicht gebeugt sind.

Wichtige Hinweise

■ Rumpfaufrichten ist eine sehr komplexe Übung, bei der relativ hohe Belastungen auf den ganzen Körper wirken. Für diese Übung ist eine starke Rückenmuskulatur Voraussetzung.

■ Halten Sie den Rücken stets gerade.

■ Beim Rumpfaufrichten, eigentlich einer entschärften Übungsvariante des »Kreuzhebens«, bewegt sich die Hantelstange niemals tiefer als bis zu den Kniegelenken! Beugen Sie Ihre Beine also nur so weit, bis sich die Hantelstange auf gleicher Höhe mit oder etwas oberhalb der Kniescheibe befindet.

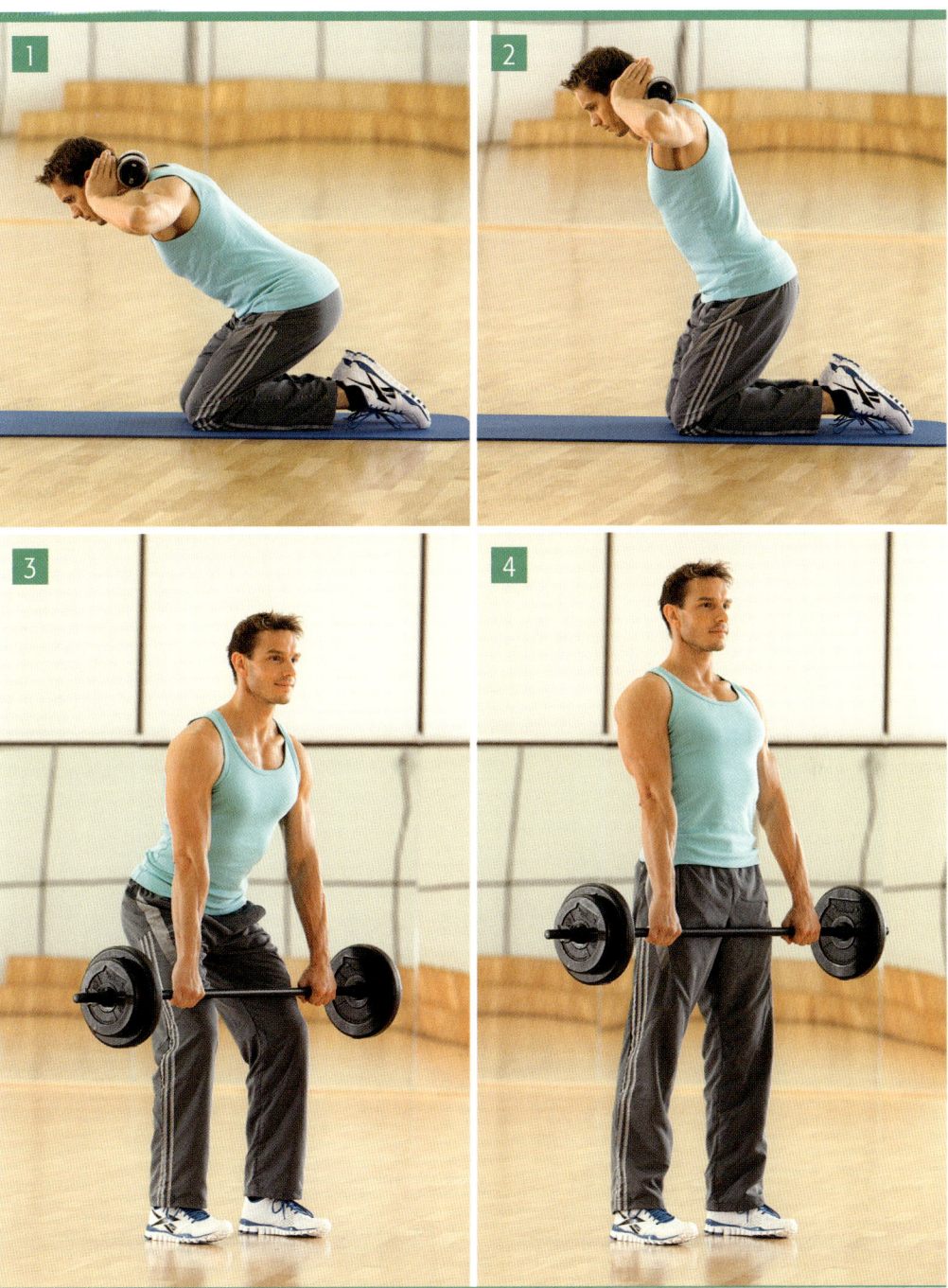

Kreuzheben mit Langhantel (Übung 11)

Ausgangsposition

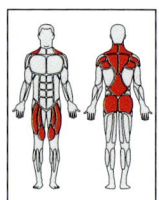

1 In der Grundstellung halten Sie mit schulterbreitem Obergriff eine Langhantel. Nehmen Sie die Ausgangsposition ein, indem Sie gleichzeitig Ihre Kniegelenke bis zu einem Winkel von etwa 90° beugen und den Oberkörper mit geradem und stabilem Rücken nach vorn neigen. Der Kopf bleibt in der natürlichen Verlängerung der Wirbelsäule, der Blick ist dadurch nach schräg vorn-unten gerichtet.

Übungsausführung

2 Durch Strecken des Hüftgelenkes und der Kniegelenke und gleichzeitiges Aufrichten des Körpers in die Grundstellung erreichen Sie die Endposition der Übung.

Wichtige Hinweise

- Kreuzheben ist eine äußerst anspruchsvolle Übung, bei der eine sehr gut trainierte Rücken- und Bauchmuskulatur Voraussetzung ist. Nur für sehr gut trainierte Sportler geeignet!
- Rücken während der gesamten Übungsausführung gerade halten!
- Beim Tiefgehen achten Sie darauf, dass die Kniegelenke – axial betrachtet – nicht über die Fußspitzen ragen. Wenn nötig, schieben Sie deshalb Ihr Gesäß weiter nach hinten, als wollten Sie sich auf einen Stuhl setzen.
- Während der Übung soll die gesamte Fußsohle (Ferse und Ballen) gleichmäßigen Kontakt zum Boden behalten.
- Bei Verwendung eines sehr hohen Gewichts kann statt des Obergriffes auch der Mischgriff (eine Hand mit Ober-, die andere mit Untergriff) angewendet werden, was ein versehentliches Herausrollen der Hantel verhindern kann.

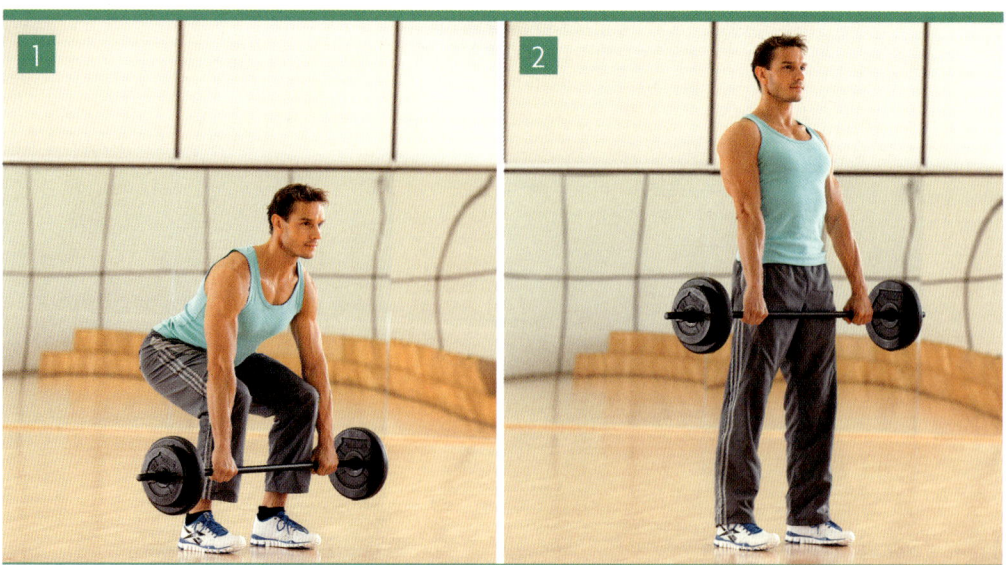

Übungen für Schultern und Arme

Diese Muskelpartien werden bereits bei vielen anderen Übungen mit trainiert. Achten Sie auf eine ausgewogene Körperharmonie.

Schulterdrücken mit Kurzhanteln (Übung 12)

Ausgangsposition

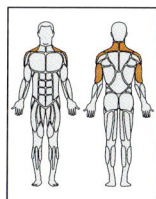

3 Setzen Sie sich auf eine Trainingsbank mit hochgestellter Lehne (90°), halten Sie etwas mehr als schulterhoch in jeder Hand eine Kurzhantel. Die Handflächen zeigen nach vorn. Stützen Sie Ihren Rumpf durch Anspannen der Bauchmuskulatur und vermeiden Sie die Bildung eines Hohlkreuzes.

Übungsausführung

4 Führen Sie beide Arme aus dieser U-Halte gleichmäßig über den Kopf nach oben, wobei die Bewegungskurve der Hanteln einen leichten Bogen beschreibt. In höchster Position befinden sich die Hände in einer senkrechten Linie mit den Schultern.

Wichtige Hinweise

- Nicht geeignet für Personen mit Schäden an der Wirbelsäule!
- Diese Übung setzt eine problemlose Bewegungsamplitude der Schultergelenke voraus.
- Bei Bewegungseinschränkung in den Schultergelenken, kann der Bewegungsumfang reduziert werden, indem die Hanteln weniger weit nach oben gedrückt werden.

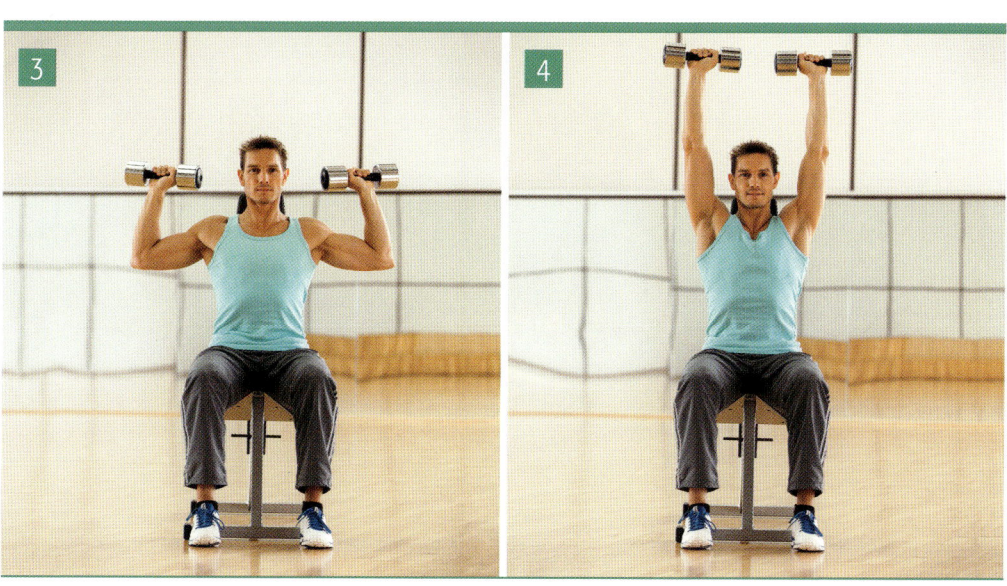

Nackendrücken mit Langhantel (Übung 13)

Ausgangsposition

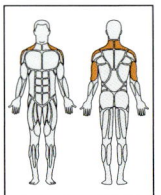

1 Setzen Sie sich auf eine Trainingsbank, halten Sie hinter dem Nacken etwas mehr als schulterhoch eine Langhantel in den Händen. Dabei zeigen die Unterarme senkrecht zur Decke, die Handflächen nach vorn (Obergriff). Stützen Sie Ihren Rumpf durch Anspannen der Bauchmuskulatur und vermeiden Sie die Bildung eines Hohlkreuzes.

Übungsausführung

2 Führen Sie die Langhantel so weit senkrecht nach oben, bis sich die Arme kurz vor der vollkommenen Streckung befinden. Danach senken Sie die Hantel in die Ausgangsposition zurück.

Wichtige Hinweise

- Nicht geeignet für Personen mit Schäden an der Wirbelsäule!
- Diese Übung setzt eine problemlose Bewegungsamplitude der Schultergelenke voraus.
- Besteht eine Bewegungseinschränkung in den Schultergelenken, kann gegebenenfalls der Bewegungsumfang reduziert werden, indem die Hantel weniger weit nach oben gedrückt wird.
- Steht keine verstellbare Trainingsbank zur Verfügung, kann die Übung auch sitzend auf einem großen Gymnastikball oder im Stand durchgeführt werden. Achten Sie in diesem Fall besonders auf einen stabilen Oberkörper ohne Hohlkreuzbildung!
- Lassen Sie die Langhantel beim Herablassen nicht auf die Dornfortsätze der Halswirbelsäule aufprallen!
- Vermeiden Sie ein Nach-vorn-Neigen des Kopfes!

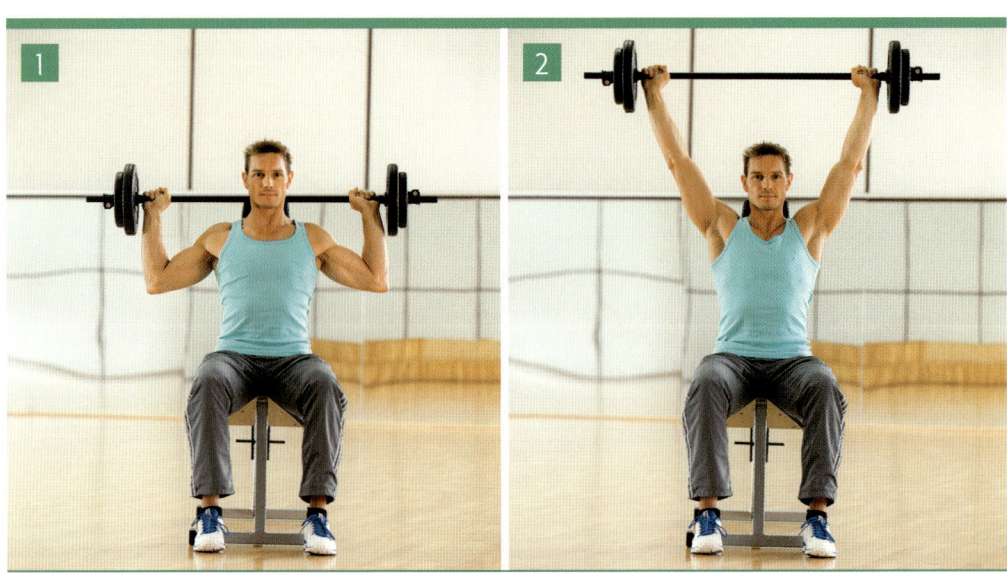

Seitheben mit Kurzhanteln (Übung 14)

Ausgangsposition

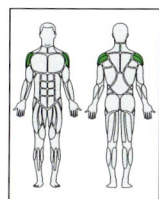

3 In der Grundstellung halten Sie mit Neutralgriff in jeder Hand eine Hantel. Die Arme sind leicht gebeugt und etwas vor dem Körper. Die Hände sind bereits in der Ausgangsstellung etwa 5 cm von den Oberschenkeln entfernt, damit die Schultermuskulatur eine leichte Grundspannung hat.

Übungsausführung

4 Heben Sie die Arme seitlich bis zur Waagerechten auf Schulterhöhe und senken Sie sie in langsamer Geschwindigkeit wieder bis zur Ausgangsposition, wobei die Ellbogengelenke während der gesamten Bewegung leicht gebeugt bleiben.

Wichtige Hinweise

- Die Übung kann auch sitzend durchgeführt werden.
- Halten Sie die Handgelenke in natürlicher Verlängerung der Unterarme.
- Werden die Arme höher als Schulterniveau angehoben, wird außer dem Deltamuskel zusätzlich der obere Teil des Trapezmuskels (M. trapezius) verstärkt aktiviert.
- Führen Sie die Bewegung ohne Schwung aus, vermeiden Sie ein Abheben der Fersen und das Nach-hinten-Kippen des Oberkörpers!
- Der Deltamuskel (M. deltoideus) besteht aus einer Vielzahl von gefiederten Muskelbündeln. Um alle verschiedenen Fasern des mittleren Teils des Deltamuskels zu trainieren, sollten Sie regelmäßig die Ausgangsposition variieren: In der Grundübung halten Sie – wie beschrieben – die Hanteln vor den Oberschenkeln, in der 1. Variation hinter und in der 2. Variation neben den Oberschenkeln.

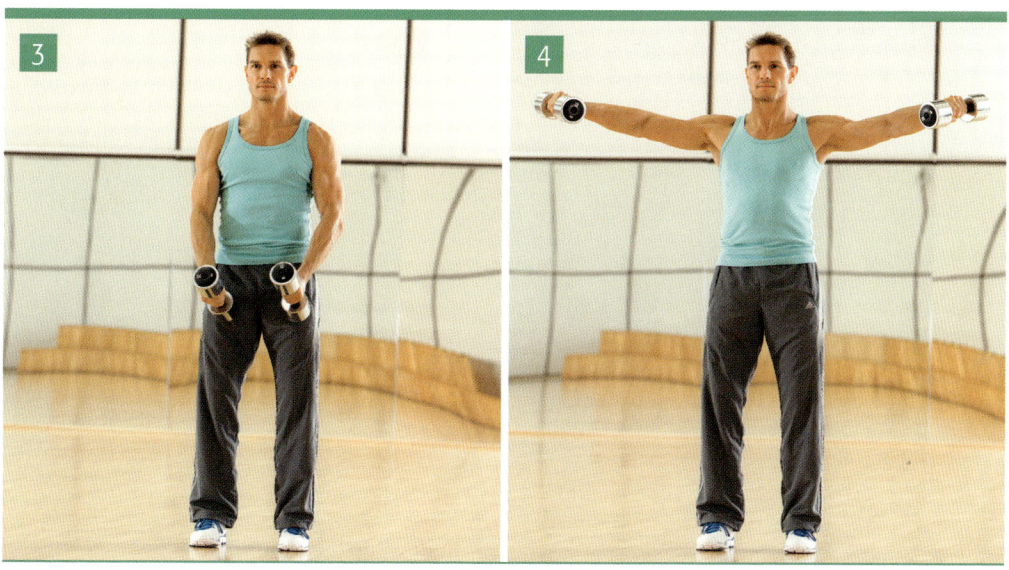

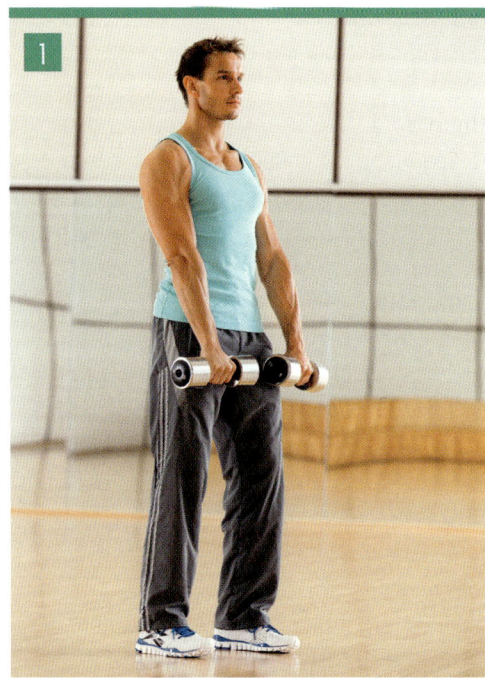

Frontheben mit Kurzhanteln (Übung 15)

Ausgangsposition

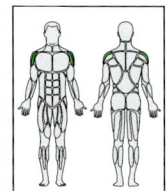

1 In der Grundstellung halten Sie mit Obergriff in jeder Hand eine Hantel. Die Arme sind leicht gebeugt und werden etwa 10 cm vor den Oberschenkeln gehalten.

Übungsausführung

2 Heben Sie die Arme abwechselnd vorwärts bis zur Waagerechten auf Schulterhöhe und senken Sie sie wieder bis zur Ausgangsposition, wobei die Ellbogengelenke während der gesamten Bewegung leicht gebeugt bleiben.

Wichtige Hinweise

- Etwas schwieriger gestaltet sich die Übung, wenn die Arme nicht abwechselnd, sondern gleichzeitig gehoben werden.
- Halten Sie die Arme immer in leicht gebeugter Stellung.
- Halten Sie den Oberkörper stabil und aufrecht. Vermeiden Sie in der Hebephase der Arme das Nach-hinten-Kippen des Rumpfes. Eine zusätzliche Fixierung des Oberkörpers wird erreicht, wenn Sie sich an eine gerade Wand lehnen. Die Füße sind dann ungefähr eine Fußlänge von der Wand entfernt. Zum gleichen Zweck kann in der Ausgangsposition auch eine leichte Schrittstellung statt der Grundstellung gewählt werden.
- Die gleiche Übung kann auch beidarmig mit der Langhantel durchgeführt werden.
- Probieren Sie auch die Variationen mit Neutral- oder Untergriff.

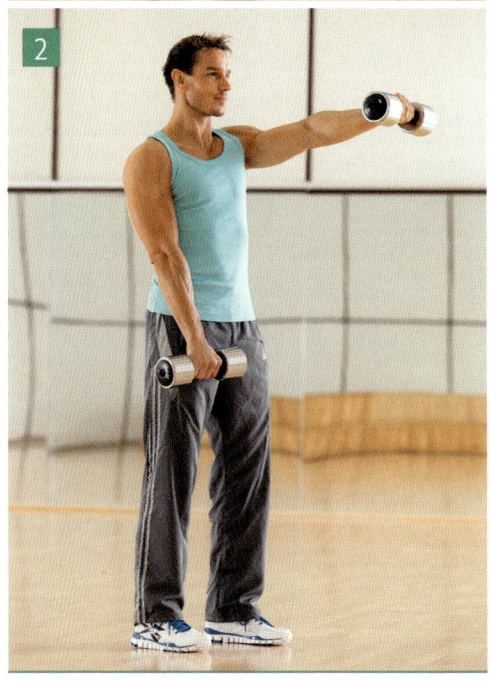

Außenrotation des Schultergelenks mit Kurzhanteln, »Beidarmiger Gruß« (Übung 16)

Mit dieser und der folgenden Übung Nr. 17 trainieren Sie die sogenannte Rotatorenmanschette, welche aus vier tiefer liegenden Muskeln besteht, die sich wie eine Manschette um den Oberarmkopf legen. Die Rotatorenmanschette trägt wesentlich zur Gelenkstabilisation bei und sollte deshalb im Training nicht vernachlässigt werden.

Ausgangsposition

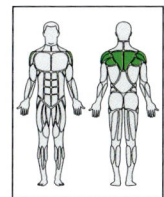

3 Mit geradem Rücken und leicht vorgebeugtem Oberkörper sitzen Sie auf einer Bank. In jeder Hand halten Sie eine Kurzhantel mit Obergriff. Wie in der Abbildung zu erkennen, sollen die Winkel zwischen Oberarm und Rumpf sowie im Ellbogengelenk jeweils etwa 90° betragen. Die Unterarme hängen nicht schlaff senkrecht zum Boden, sondern zeigen etwas schräg nach vorn.

Übungsausführung

4 Spannen Sie die Rumpfmuskulatur an und führen Sie eine isolierte Außenrotation im Schultergelenk durch, indem Sie die Unterarme so weit anheben, bis sie in der Endstellung schräg nach oben zeigen.

Wichtige Hinweise

- Eine vereinfachte Variante ist die einarmige Ausführung der Übung.
- Halten Sie den Kopf in natürlicher Verlängerung der Wirbelsäule.
- Tasten Sie sich langsam an ein für Sie angenehmes Gewicht heran.
- Halten Sie während der Übungsausführung die Oberarme waagerecht zum Boden.
- Trainieren Sie ohne Schwung und halten Sie Ihren Rumpf stabil.
- Die Übung kann auch im Stand durchgeführt werden, setzt aber in diesem Fall eine gut trainierte Rumpfmuskulatur voraus.

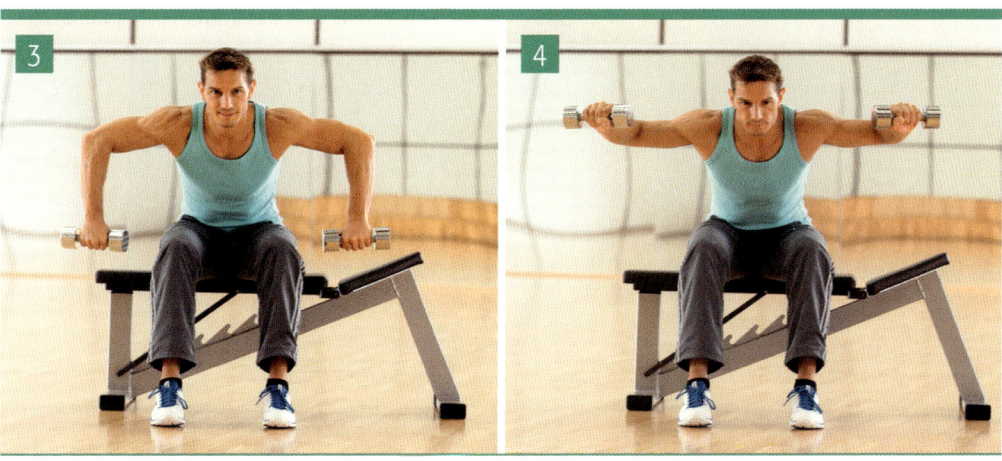

Innenrotation des Schultergelenks mit Kurzhantel (Übung 17)

Ausgangsposition

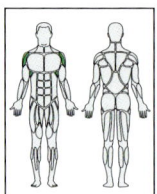

1 Legen Sie sich seitlich auf eine Trainingsbank. Die untere Hand hält eine Kurzhantel, mit der oberen Hand greifen Sie den Rand der Trainingsbank so, dass Sie eine sichere Balance finden. Der Trainingsarm hat einen Winkel von etwa 90° im Ellbogen, und die Schulter und ein Teil des Oberarms liegen so auf der Trainings-

bank auf, dass Sie genügend Bewegungsspielraum für den Unterarm haben. In der Startphase ist der Unterarm gesenkt, die Hantel zeigt also vom Oberkörper weg.

Übungsausführung

2 Durch eine Innenrotation im Schultergelenk führen Sie nun die Hantel in einer bogenförmigen Bewegung nach oben in Richtung des anderen Oberarms. Anschließend senken Sie die Hantel kontrolliert bis in die Ausgangsposition ab.

Wichtige Hinweise

- Halten Sie den Rumpf stabil und achten Sie darauf, dass die Trainingsbewegungen ausschließlich im Schultergelenk stattfinden.
- Trainieren Sie sorgfältig und gewissenhaft stets beide Seiten!
- Tasten Sie sich langsam an ein für Sie angenehmes Gewicht heran. Es ist nicht notwendig mit maximalen Belastungen zu trainieren.
- Eine gut trainierte Rotatorenmanschette (auch mit Übung Nr. 16!) schützt Sie langfristig vor Abnutzungs- und Überlastungserscheinungen im Bereich des Schultergelenks. Dies ist insbesondere dann der Fall, wenn Sie fortgeschritten sind und Ihr übriges Trainingsprogramm mit höheren Gewichten durchführen.
- Als Trainer muss ich für das Training der Rotatorenmanschette stets aktive Überzeugungsarbeit leisten, da wir hiermit Muskeln trainieren, die man eigentlich nicht »sieht« und viele Sportler sie deshalb als Zeitverschwendung ansehen. Gehen Sie doch einfach mit gutem Beispiel voran und erklären Sie Newcomern und Trainingskollegen, wie wichtig diese beiden Übungen für das spätere Training mit hohen Gewichten sind.

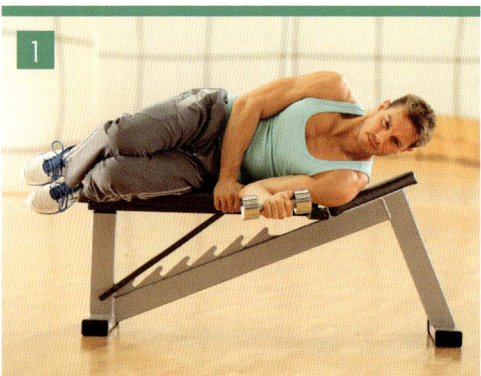

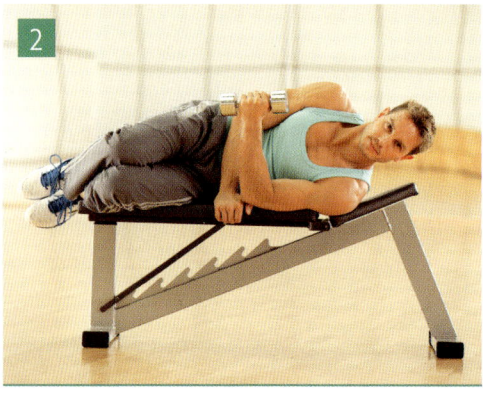

Armcurl stehend mit Kurzhanteln (Übung 18)

Ausgangsposition

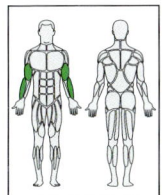

3 In der Grundstellung halten Sie seitlich vom Körper in jeder Hand eine Hantel mit Neutralgriff. Die Arme sind etwas angewinkelt, sodass die armbeugende Muskulatur unter leichter Spannung steht. Die Handgelenke bilden die gerade Verlängerung der Unterarme.

Übungsausführung

4 Beugen Sie die Arme abwechselnd in einer gleichmäßigen Bewegung nach oben. Während dieses Arbeitsweges drehen Sie die Handgelenke kontinuierlich so weit nach außen (Supination), bis Sie in der Endstellung die Hanteln im Untergriff halten und somit die Handrücken nach unten zeigen.

Wichtige Hinweise

- Die Übung kann statt wechselseitig auch mit gleichzeitiger Bewegung der Arme durchgeführt werden.
- Die Bewegung findet ausschließlich mit den Unterarmen statt, halten Sie die Oberarme fixiert am Körper.
- Trainieren Sie, ohne mit dem Rumpf Schwung zu holen!
- Die gleiche Übung können Sie auch sitzend auf einer Trainingsbank durchführen.
- Die gleiche Übung kann auch ohne Supination im Handgelenk durchgeführt werden. Diese Variante heißt »Hammercurl«, wobei die Hanteln mit Neutralgriff (ohne Drehung) gehalten werden.

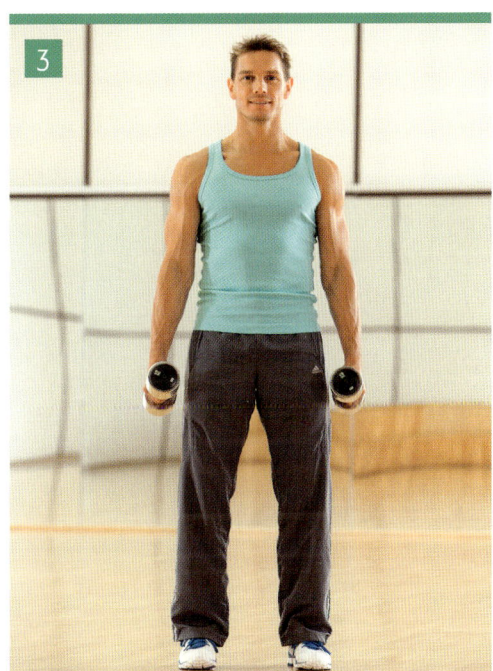

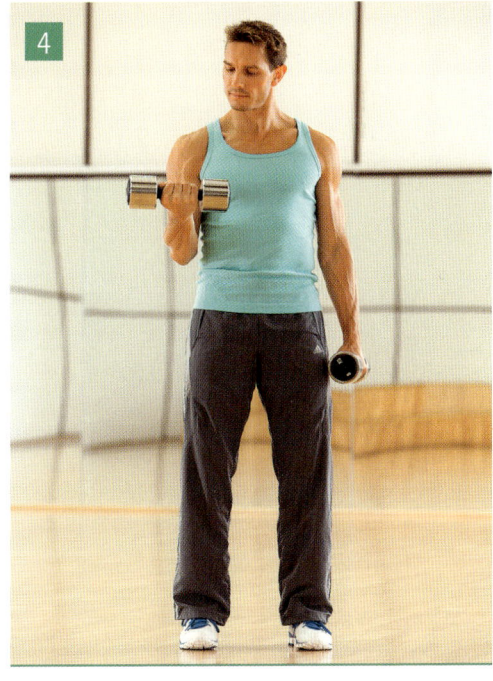

Armcurl stehend mit SZ-Hantel (Übung 19)

Ausgangsposition

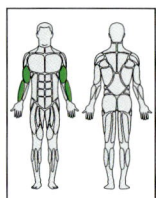

1 In der Grundstellung halten Sie mit Untergriff und leicht gebeugten Armen vor dem Körper eine SZ-Hantel. Die Hantelstange soll die Oberschenkel nicht berühren.

Übungsausführung

2 Heben Sie die Hantel in einem halbkreisförmigen Bogen gleichmäßig nach oben. Die Endposition ist in Brusthöhe erreicht. Senken Sie die Hantel anschließend in die Ausgangsposition zurück.

Wichtige Hinweise

- Die Bewegung findet ausschließlich mit den Unterarmen statt, halten Sie die Oberarme fixiert am Körper.
- Um die Stabilisation des Rumpfes zu unterstützen, können Sie Ihren Rücken an eine Wand anlehnen. Bei dieser Variation sind die Füße etwa eine Fußlänge von der Wand entfernt.
- Die Übung kann auch mit einer geraden Langhantel durchgeführt werden.
- Die SZ-Stange ermöglicht zwei, die gerade Langhantel beliebige Griffweiten. Bei regelmäßigem Training können Sie die Griffweiten alle 3–4 Wochen verändern. Es gilt: Je weiter die Griffweite, desto mehr wird der kurze Kopf des Bizeps beansprucht; je enger die

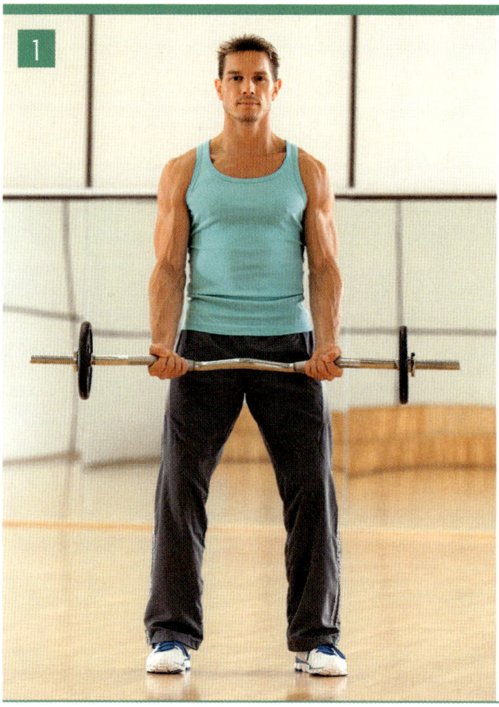

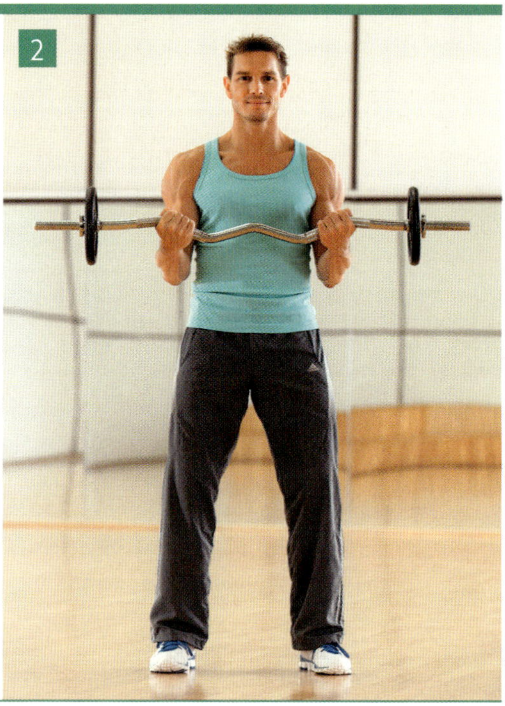

Griffweite, desto mehr wird der lange Kopf des Bizeps trainiert.

- Statt mit Untergriff können Sie sowohl mit der SZ-Hantel als auch mit der geraden Langhantel mit Obergriff trainieren. Durch die Übungsausführung mit Obergriff werden der zweigefiederte Oberarmmuskel (M. brachialis) und der Oberarm-Speichen-Muskel (M. brachioradialis) verstärkt belastet.

Konzentrationscurl mit Kurzhantel (Übung 20)

Ausgangsposition

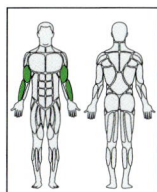

3 Sitzen Sie auf einer Trainingsbank mit leicht nach vorn geneigtem Oberkörper und geradem Rücken. Der trainierende Arm hält leicht gebeugt eine Kurzhantel mit Untergriff, während der Ellbogen an der Innenseite des gleichseitigen Oberschenkels fixiert wird. Der freie Arm wird auf dem freien Oberschenkel abgestützt.

Übungsausführung

4 Beugen Sie den Trainingsarm langsam so weit nach oben, bis im Ellbogengelenk ein Winkel von etwa 90° entsteht. Senken Sie ihn danach zurück in die Ausgangsposition.

Wichtige Hinweise

- Halten Sie den Rücken gerade und den Kopf in natürlicher Verlängerung der Wirbelsäule.
- Halten Sie das Handgelenk in gerader Verlängerung des Unterarms.
- Für ein perfekt isoliertes Bizepstraining führen Sie die Bewegung nur mit dem Unterarm aus (Bewegung nur im Ellbogengelenk), trainieren Sie ohne Schwung und vermeiden Sie ein Nach-hinten-Schwingen des Oberkörpers!
- Variieren Sie die Übung, indem Sie in der Ausgangsposition mit dem Obergriff beginnen und während der Hebebewegung den Unterarm so weit nach außen drehen, bis Sie in der Endposition die Hantel im Untergriff halten.
- Beim Trainieren mit schweren Gewichten kann notfalls die freie Hand die Bewegung unterstützen.

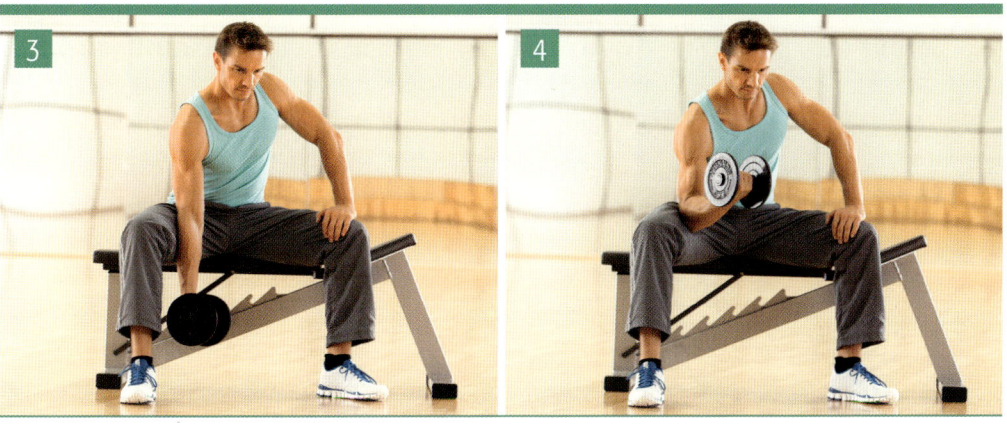

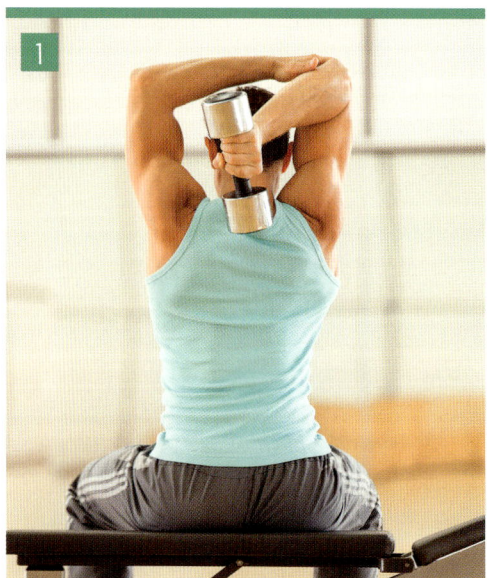

Armstrecken über Kopf
mit Kurzhantel (Übung 21)

Ausgangsposition

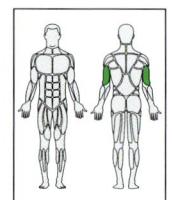

1 Im Sitzen auf einer Bank halten Sie mit einer Hand eine Kurzhantel. Positionieren Sie den zu trainierenden Arm so, dass der Oberarm senkrecht in Richtung Decke steht und dicht am Kopf fixiert ist, der Ellbogen nach oben zeigt und die Hand mit der Hantel sich hinter dem Kopf befindet.

Übungsausführung

2 Strecken Sie den Trainingsarm langsam bis kurz vor der vollkommenen Streckung nach oben und senken Sie ihn danach in die Ausgangsposition zurück.

Wichtige Hinweise

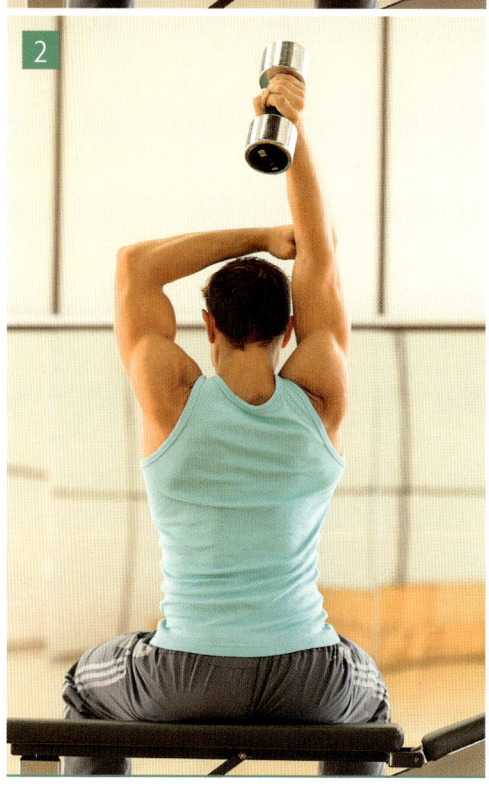

- Halten Sie den Oberarm des Trainingsarms fixiert, die Bewegung findet nur im Ellbogengelenk statt. Gegebenenfalls unterstützen Sie die Fixierung des Oberarms mit der freien Hand.
- Die Übung kann auch in der Grundstellung oder im Kniestand durchgeführt werden.
- Geübte können die gleiche Übung auch beidarmig mit einer SZ-Hantel durchführen, wobei man wahlweise mit einem engen oder weiteren Griff trainieren kann. Um die Trizepsmuskulatur aus verschiedenen Winkeln heraus zu belasten, ist es sinnvoll, regelmäßig zwischen beiden Griffvarianten zu wechseln.
- Armstrecken über Kopf ist eine exzellente Isolationsübung für den Trizeps. Am Ende

einer Trainingseinheit durchgeführt, kann sie eine vollkommene Ermüdung des Muskels und somit einen hohen Trainingsreiz mit sich bringen.

Stirnpressen mit Langhantel (Übung 22)

Ausgangsposition

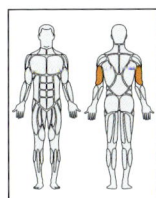

3 In Rückenlage auf einer Trainingsbank stellen Sie Ihre Fersen mit angewinkelten Beinen auf. Halten Sie eine Lang- oder SZ-Hantel schulterbreit mit Obergriff und beugen Sie die Arme so weit, bis sich die Hantelstange knapp über der Stirn befindet.

Übungsausführung

4 Strecken Sie die Arme bis kurz vor der vollkommenen Streckung nach oben und senken Sie sie danach in die Ausgangsposition zurück.

Wichtige Hinweise

- Halten Sie die Oberarme fixiert, die Bewegung findet ausschließlich in den Ellbogengelenken statt.
- Halten Sie die Handgelenke fixiert, der Handrücken bildet möglichst die gerade und stabile Verlängerung der Unterarme.
- Lassen Sie sich die Hantel in der Ausgangsposition von einem Trainingspartner angeben und nach Übungsende von ihm abnehmen. Wenn Sie allein trainieren, legen Sie sich die Hantel vor Beginn der Übung auf die Oberschenkel und legen Sie sich dann rückwärts auf die Trainingsbank.
- Ist die Trainingsbank zum Aufstellen der Füße zu kurz, überkreuzen Sie sie in der Luft. Diese Variante ist jedoch schwieriger und nur für fortgeschrittene Sportler geeignet, die ein gutes Gleichgewichtsvermögen besitzen und den Bewegungsablauf beherrschen.
- Die Übung kann auch auf dem Boden durchgeführt werden.

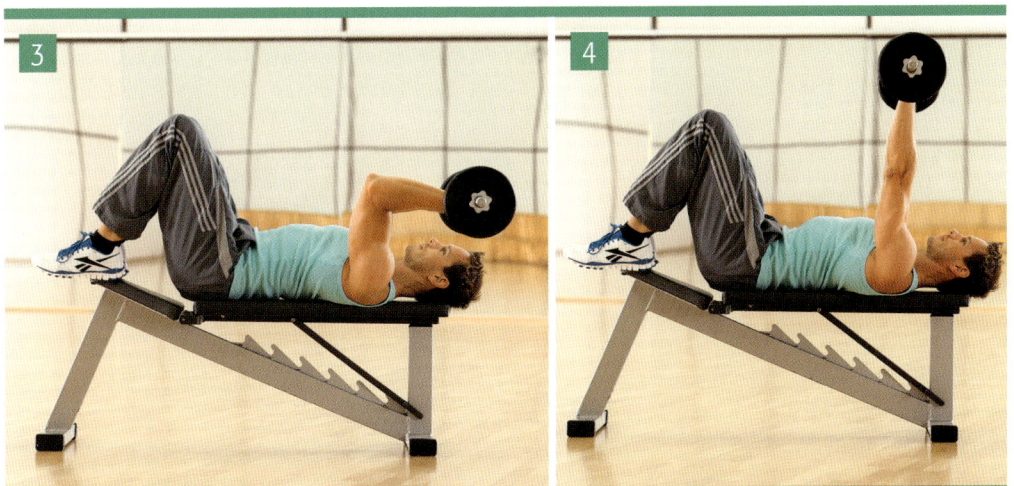

Kick-back mit Kurzhantel (Übung 23)

Ausgangsposition

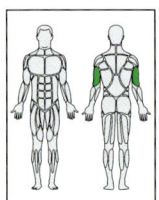

1 Mit Neutralgriff halten Sie in Schrittstellung eine Kurzhantel und stützen sich mit dem freien Arm auf dem seitenglei-chen Oberschenkel ab. Das vordere Bein ist etwas ange-winkelt. Halten Sie den Trainingsarm so, dass der Oberarm waagerecht steht und der Unter-arm senkrecht zum Boden zeigt. Der Rücken ist gerade, den Kopf halten Sie in der natürlichen Verlängerung der Wirbelsäule.

Übungsausführung

2 Führen Sie den Trainingsarm langsam nach hinten in die Gerade, bis er nahezu vollständig gestreckt ist. Anschließend senken Sie den Unterarm in die Ausgangsposition zurück.

Wichtige Hinweise

- Halten Sie den Körper während der Übung stabil, verdrehen Sie besonders in der Streck-phase des Armes den Schultergürtel nicht.
- Vermeiden Sie die Bildung eines Hohlkreuzes!
- Für ein perfektes Isolationstraining des Tri-zeps, halten Sie den Oberarm in seiner Stel-lung fixiert, damit die Trainingsbewegung ausschließlich im Ellbogengelenk stattfindet.
- Versuchen Sie ebenso, den Ellbogen immer in gleicher Höhe zu halten.
- Trainieren Sie nicht mit schwingender, son-dern mit führender Bewegung. Jedes Schwungholen führt immer zu einer gewis-sen Ausweichbewegung des Rumpfes und reduziert den Effekt des Isolationstrainings.

Handgelenkbeugen mit Langhantel (Übung 24)

Ausgangsposition

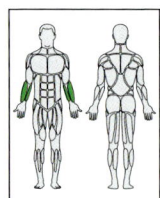

3 Setzen Sie sich auf eine Trainingsbank, halten Sie etwa hüftbreit mit Untergriff eine Langhantel und legen Sie die Unterarme vollständig so auf die Bank, dass die Handge-lenke frei beweglich sind. Überstrecken Sie die Handgelenke so weit nach unten, bis die Handinnenflächen nach vorn zeigen und die Hantelstange in Ihre Finger hineingleitet.

Übungsausführung

4 Anschließend greifen Sie die Hantelstange wieder fest mit beiden Händen und beugen die Handgelenke gleichmäßig nach oben in Richtung Unterarme. Senken Sie danach die Hantel zur Ausgangsposition zurück.

Wichtige Hinweise

- Durch diese Übung werden die Handgelenke hervorragend gekräftigt. Sie werden stabiler und weniger verletzungsanfällig.
- Mobilisieren Sie Ihre Handgelenke vor dieser Übung gründlich durch Kreis-, Beuge- und Streckbewegungen in jede Richtung.
- Die Bewegung findet nur in den Handgelen-ken statt.
- Halten Sie in der vorgebeugten Rumpfposi-tion Ihren Rücken möglichst gerade.
- Die gleiche Übung kann auch einarmig mit der Kurzhantel durchgeführt werden.
- Damit die Ellbogen nicht von der Trainings-bank abrutschen, können Sie diese mit den Knieinnenseiten fixieren.

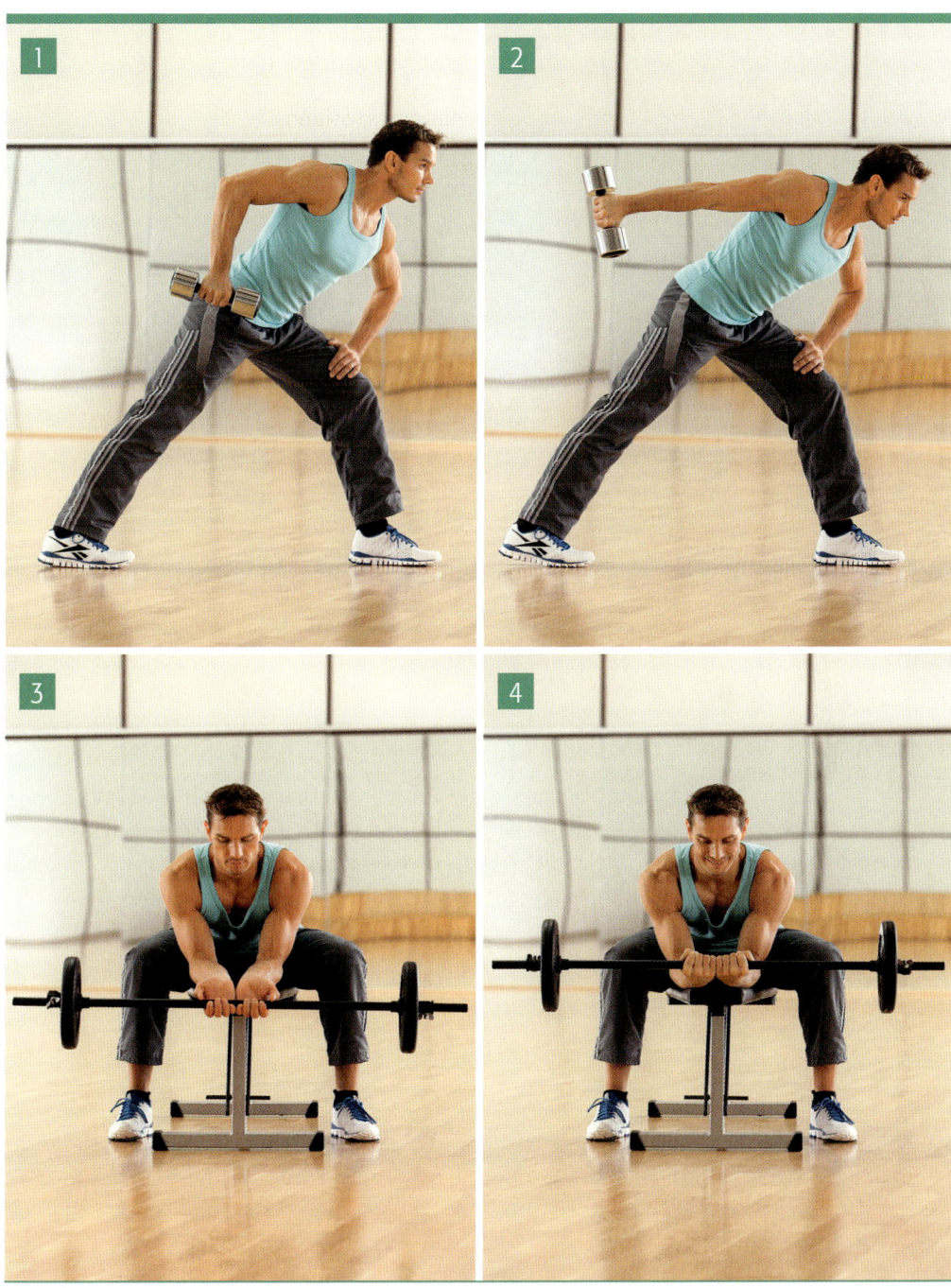

Handgelenkstrecken mit Langhantel (Übung 25)

Ausgangsposition

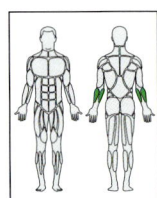

1 Setzen Sie sich auf eine Trainingsbank, halten Sie etwa hüftbreit eine Langhantel mit Obergriff und legen Sie die Unterarme vollständig so auf die Bank, dass die Handgelenke frei beweglich sind. Beugen Sie die Handgelenke so weit nach unten, bis die Handrücken nach vorn zeigen.

Übungsausführung

2 Strecken Sie die Handgelenke so weit, bis die Handrücken zum Körper weisen. Anschließend senken Sie die Hantel mit einer Beugebewegung der Handgelenke in die Ausgangsposition zurück.

Wichtige Hinweise

- Auch diese Übung dient der Kräftigung der Handgelenke, womit diese stabiler und weniger verletzungsanfällig werden.
- Mobilisieren Sie Ihre Handgelenke vor dieser Übung gründlich durch Kreis-, Beuge- und Streckbewegungen in jede Richtung.
- Die Bewegung findet nur in den Handgelenken statt.
- Halten Sie in der vorgebeugten Rumpfposition Ihren Rücken möglichst gerade.
- Die gleiche Übung kann auch einarmig mit der Kurzhantel durchgeführt werden.

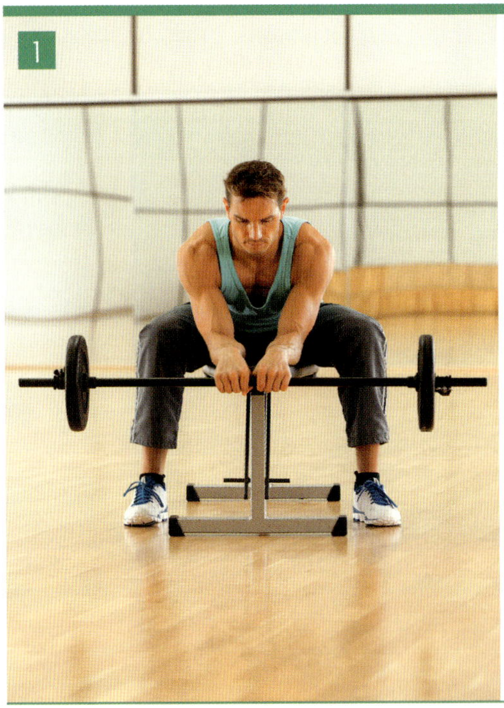

![1]

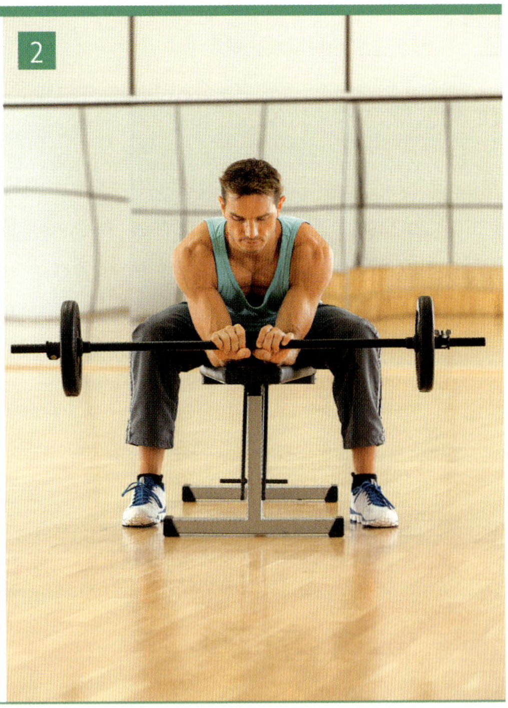

![2]

Übungen für die Brust

Nutzen Sie vielfältige Möglichkeiten, Ihre Brustmuskulatur aus allen Bewegungswinkeln heraus
zu trainieren, um die oberen, mittleren und
unteren Anteile gleichermaßen ausgeprägt er-
scheinen zu lassen.

- Vermeiden Sie die Bildung eines Hohlkreuzes! Durch Anspannen der Bauchmuskulatur
  erreichen Sie das Anliegen auf der Bank im
  Lendenbereich.
- Haben Sie bei dieser Übung Beschwerden in
  den Schulter- oder Ellbogengelenken, lassen
  Sie die Hanteln nicht so weit zur Brust herab.

Bankdrücken mit Kurzhanteln (Übung 26)

Ausgangsposition

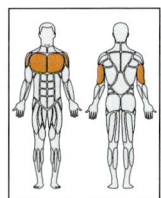

3 In Rückenlage auf einer
Trainingsbank halten Sie die
Kurzhanteln mit Obergriff
seitlich am Körper. Die Unter-
arme zeigen senkrecht zur
Decke.

Übungsausführung

4 Strecken Sie beide Arme gleichmäßig nach
oben. Die Hanteln beschreiben dabei einen
Halbkreis, bis sie sich in der höchsten Position
fast berühren, die Arme sind dabei nicht ganz
durchgestreckt. Senken Sie die Arme danach
wieder in die Ausgangsposition zurück.

Wichtige Hinweise

- Die gleiche Übung kann auch auf dem
  Boden ausgeführt werden. Dadurch wird
  allerdings der Bewegungsradius geringer
  und der Koordinationsfaktor (Gleichgewicht
  halten) sinkt; die Übung ist jedoch für Einsteiger sicherer.
- Die gleiche Übung kann auch auf der Schrägbank durchgeführt werden.

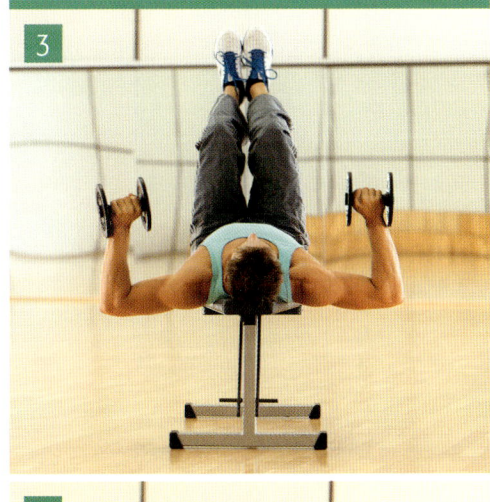

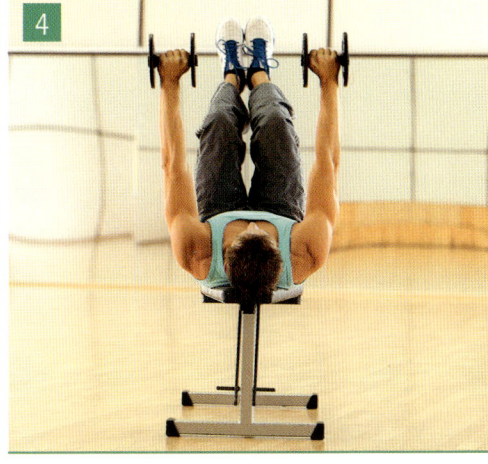

Bankdrücken mit Langhantel (Übung 27)

Ausgangsposition

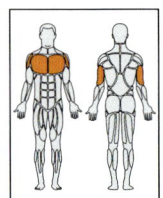

1 In Rückenlage auf einer flachen Trainingsbank halten Sie deutlich mehr als schulterbreit mit Obergriff eine Langhantel. Die Beine sind angehoben und die Füße aufgestellt. Für die Ausgangsposition lassen Sie die Hantel bis kurz vor den Brustkorb herab. Hierbei sollten die Oberarme waagerecht zum Boden, die Unterarme senkrecht zur Decke zeigen.

Übungsausführung

2 Drücken Sie die Hantel gleichmäßig so weit nach oben, bis sich die Arme in der höchsten Position kurz vor der vollkommenen Streckung befinden. Danach senken Sie die Hantel in die Ausgangsposition zurück.

Wichtige Hinweise

■ Bankdrücken ist die Langhantelübung für die Brustmuskulatur schlechthin. Aufgrund des relativ hohen koordinativen Anspruchs und einer gewissen Verletzungsgefahr, die durch falsche Ausführung entstehen kann, wird sie nur für Geübte und fortgeschrittene Sportler empfohlen.

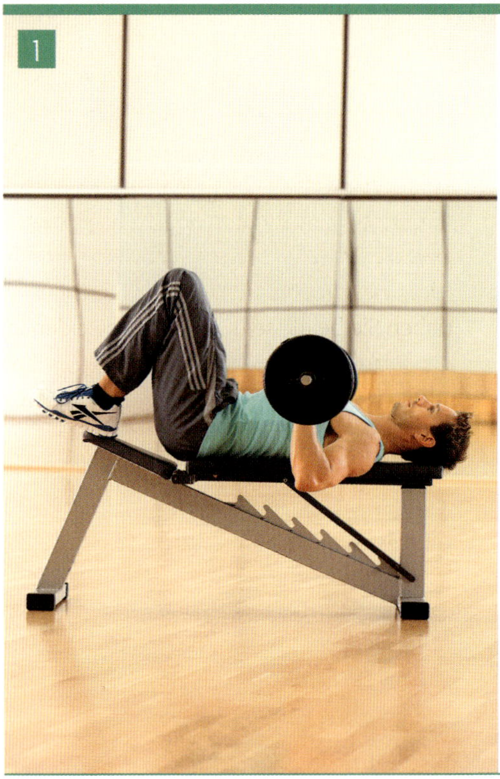

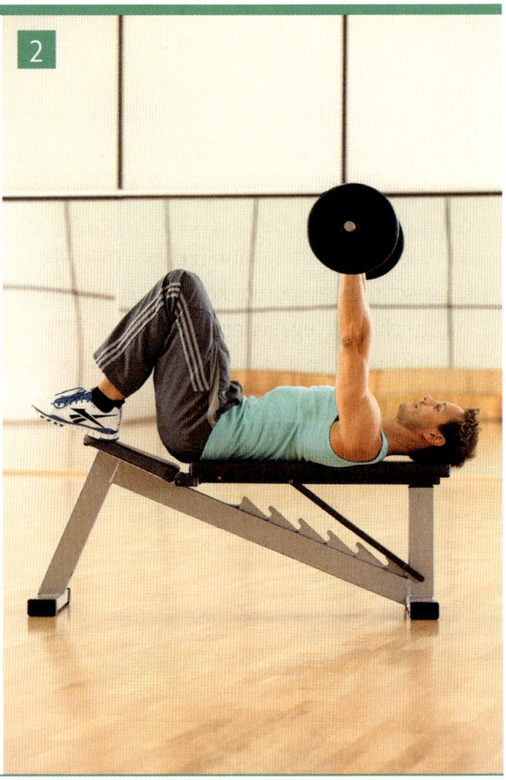

- Wann immer möglich, trainieren Sie bitte auf einer Trainingsbank mit Hantelablage! Steht keine Hantelablage zur Verfügung, lassen Sie sich das Trainingsgerät von einem Partner angeben und nach der Übung wieder abnehmen.

- Bankdrücken kann auch auf einer Schrägbank durchgeführt werden. Der große Brustmuskel wird zwar immer als Ganzes trainiert, jedoch verändert sich mit der Neigung bzw. Steigung des Rumpfes die Aktivität der Muskelfasern in der Brustmuskulatur. Dabei gilt: Je höher die Lehne gestellt wird, desto mehr nähert sich die Übung »Bankdrücken« der Übung Nr. 13 »Nackendrücken«, die muskuläre Belastung wandert sozusagen weiter nach oben. Je tiefer die Lehne gesenkt wird – manche Modelle erlauben eine Negativneigung bis minus 10° –, desto mehr wandert die muskuläre Belastung nach unten. Ein ausreichendes Training für die Brustmuskulatur erhalten Sie, wenn Sie zwei Varianten wählen: die reine Flachbank (Lehne 0°) und die klassische Schrägbank (Lehne 45°). Weit fortgeschrittene Sportler können die Übung zusätzlich mit Negativneigung (minus 10°) durchführen, um das Training noch abwechslungsreicher zu gestalten.

- Bei allen Bankdrückübungen können Sie die Griffweite nach außen oder innen variieren. Dadurch verändert sich die Belastung der an der Bewegung beteiligten Muskeln in unterschiedlicher Relation. Dabei gilt: Je enger die Langhantel gehalten wird, desto mehr wird der dreiköpfige Armstrecker (M. trizeps brachii) trainiert; je weiter die Griffposition gewählt wird, desto mehr verlagert sich die Belastung auf die Brustmuskulatur.

- Die beschriebene Ausgangsposition, bei der die Füße am Ende der Trainingsbank aufgestellt werden, müssen Sie sehr gewissenhaft einnehmen. Viele Trainingsbänke sind zu kurz und gewährleisten keine sichere Fußablage. Sie müssen achtgeben, dass die Fersen nicht von der Bank abrutschen. Gerade bei hohen Gewichten besteht die Neigung, die Fersen verstärkt aufzudrücken. Wenn Sie also die Fersen auf die Trainingsbank stellen, dann bitte nur, wenn die Trainingsbank aufgrund ihrer Länge dies auf eine sichere Art und Weise ermöglicht, oder wenn eine spezielle Plattform am unteren Ende der Bank vorhanden ist. Zur Not können Sie sich eine Fußablage selbst konstruieren, indem Sie eine weitere Bank quer vor das untere Ende der Bank stellen, auf der Sie liegen. Diese muss allerdings gegen Verrutschen gesichert werden! Alternativ können Sie die Beine auch ganz anheben und die Füße beispielsweise in der Luft überkreuzen. Dies mindert die Hohlkreuzgefahr, erhöht aber den Schwierigkeitsgrad dieser Übung, da der Gleichgewichtsfaktor wesentlich erhöht wird.

- Haben Sie bei dieser Übung Beschwerden in den Schulter- oder Ellbogengelenken, lassen Sie die Hantel nicht so weit zur Brust herab. Somit können die Hebelwirkung und das Verletzungsrisiko gesenkt werden.

- Versuchen Sie Ihre Handgelenke möglichst in gerader Verlängerung der Unterarme zu halten.

- Lassen Sie die Hantel in der tiefsten Phase nicht auf den Brustkorb abfedern.

- Die Übung wird vereinfacht – jedoch gleichzeitig im Bewegungsumfang reduziert –, wenn Sie sich statt auf eine flache Trainingsbank auf den Boden legen.

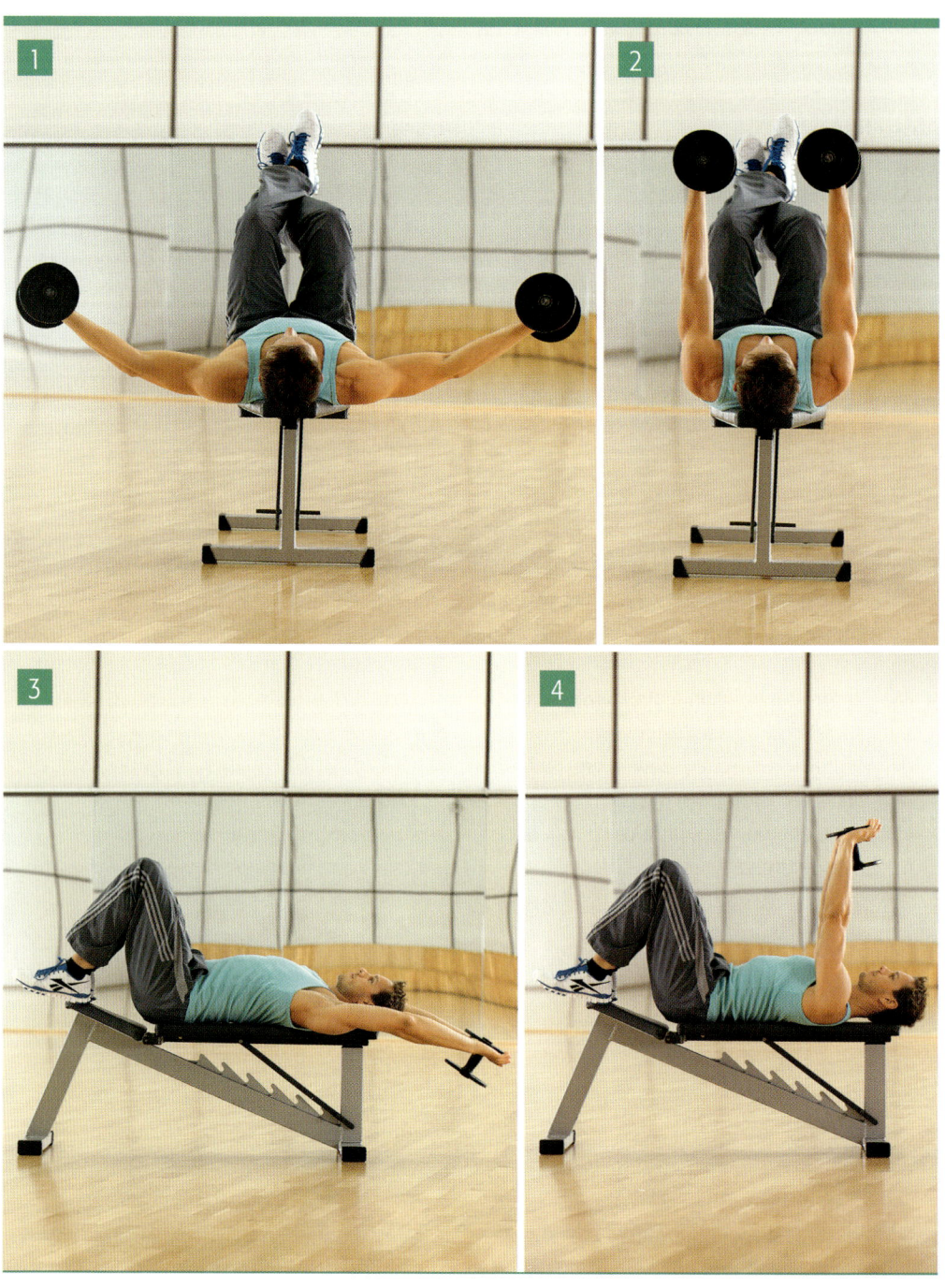

»Fliegende« mit Kurzhanteln (Übung 28)

Ausgangsposition

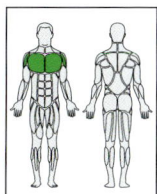

1 In Rückenlage auf einer Flachbank fassen Sie in jeder Hand eine Kurzhantel so, dass die Handinnenseiten zur Decke gerichtet sind. Halten Sie die fast gestreckten Arme seitlich am Körper so weit geöffnet, dass sich die Ellbogengelenke auf Schulterhöhe befinden.

Übungsausführung

2 Führen Sie die Hanteln gleichmäßig und ruckfrei in einer halbkreisförmigen Bewegung über der Brust nach oben. Senken Sie die Arme danach in die Ausgangsposition zurück.

Wichtige Hinweise

- Die gleiche Übung kann auch auf dem Boden ausgeführt werden. Dadurch wird allerdings der Bewegungsradius geringer, und der Koordinationsfaktor (Gleichgewicht halten) ist so gut wie aufgehoben; die Übung ist jedoch für Einsteiger sicherer.
- Die gleiche Übung kann auch auf der Schrägbank durchgeführt werden.
- Vermeiden Sie die Bildung eines Hohlkreuzes!
- Halten Sie die Handgelenke in gerader Verlängerung zu den Unterarmen. Die Bewegung wird nur aus den Schultergelenken geführt.
- Der Bewegungsradius hat wesentlichen Einfluss auf die Verträglichkeit: Ein zu tiefes Absinken der Arme (unter Schulterniveau) belastet die Schultergelenke unnötig und bringt keinen wesentlichen Zusatznutzen.

Überzüge mit Kurzhanteln, »Pull-over« (Übung 29)

Ausgangsposition

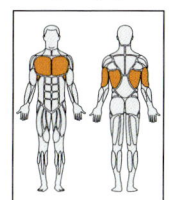

3 In Rückenlage auf einer Flachbank fassen Sie mit beiden Händen eine Kurzhantel an deren Gewichtsscheibe. Halten Sie die leicht gebeugten Arme auf Schulterhöhe hinter dem Kopf. Die Beine sind angewinkelt, die Füße überkreuzt.

Übungsausführung

4 Heben Sie nun die Hantel unter gleichmäßigem Einsatz beider Arme in einem halbkreisförmigen Bogen nach oben, bis sie sich fast senkrecht über dem Brustkorb befindet. Anschließend senken Sie die Arme wieder zurück in die Ausgangsposition.

Wichtige Hinweise

- Die gleiche Übung kann auch ohne Trainingsbank auf dem Boden durchgeführt werden.
- Halten Sie die Ellbogengelenke bei Übungsausführung fixiert, die Bewegung findet nur in den Schultergelenken statt.
- Die gleiche Übung kann auch mit einer Lang- oder SZ-Hantel durchgeführt werden.
- In der Fachliteratur wird diese Übung der Kategorie »Übungen für die Brustmuskulatur« zugeordnet. Da diese Übung außer der Brustmuskulatur auch den breiten Rückenmuskel (M. latissimus dorsi) beansprucht, könnte man sie auch in den Katalog der Rückenübungen aufnehmen. Festzuhalten bleibt, dass sich diese Übung auf jeden Fall positiv auf die Rumpfstabilisation auswirkt.

Übungen für Bauch und Taille

Das Training der Bauchmuskulatur ist aus präventiven und auch gesundheitlichen Gründen unverzichtbarer Bestandteil eines jedes erfolgreichen Trainingsprogramms.

Beckenlift seitlich mit Kurzhantel (Übung 30)

Ausgangsposition

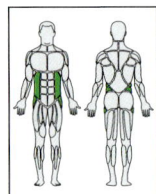

1 Legen Sie sich seitlich auf den Boden, Ihren Oberkörper stützen Sie mit dem unteren Arm (Seitstütz). Die Beine liegen übereinander und sind im Kniegelenk etwa 90° nach hinten angewinkelt. Mit der oberen Hand fixieren Sie eine Hantel auf dem Oberschenkel oder der Hüfte.

Übungsausführung

2 Heben Sie das Becken so weit an, bis der Körper vom Kopf bis zu den Knien eine gerade Linie bildet, ohne dabei nach hinten oder vorn zu kippen. Danach senken Sie das Becken in die Ausgangsposition zurück, ohne dass es auf dem Boden abgelegt wird.

Wichtige Hinweise

- Die Übung wird erheblich intensiver, wenn sie statt mit gebeugten Beinen und abgelegten Knien mit gestreckten Beinen und abgelegten Füßen ausgeführt wird.
- Vermeiden Sie ein »Versinken in die Schultern«, indem Sie Ihre Brust etwas herausstrecken und Bauch- und Schultergürtelmuskulatur schon in der Ausgangsposition anspannen.
- Die Übung ist für Personen mit Beschwerden in den Schultergelenken nicht geeignet.

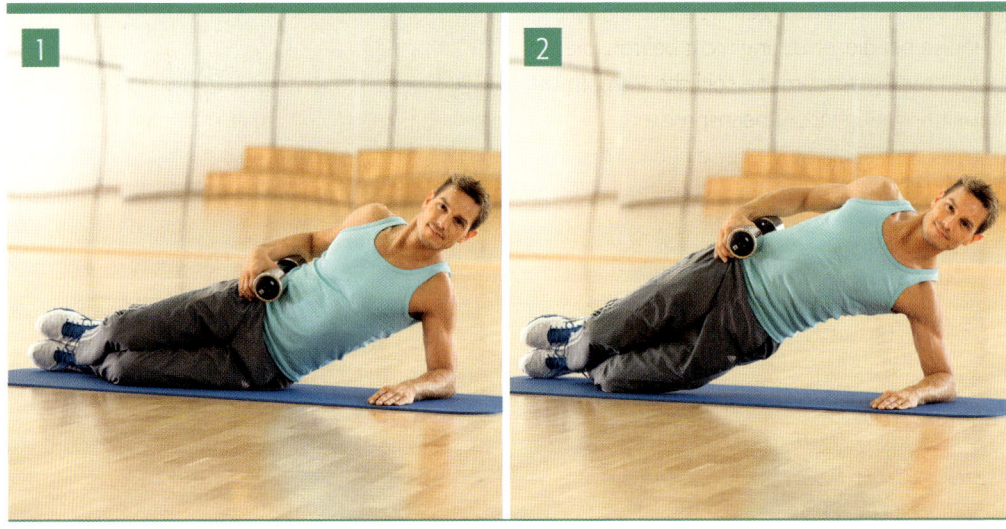

Seitbeugen mit Kurzhantel (Übung 31)

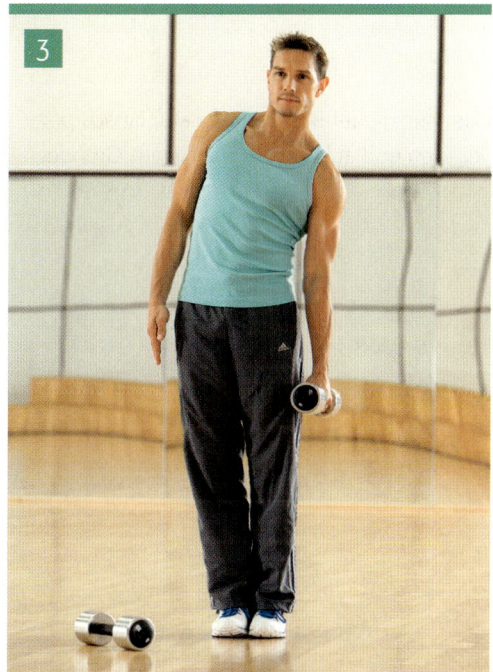

Ausgangsposition

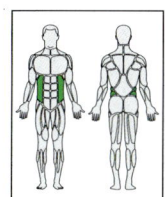

3 In der Grundstellung halten Sie mit Neutralgriff eine Kurzhantel. Beugen Sie nun Ihren Rumpf um maximal 30° auf die Seite, auf der Sie die Hantel halten. Halten Sie die Schultern locker und die Rumpfvorderseite in der Frontalebene. Verdrehen Sie Ihren Oberkörper also nicht, sondern neigen Sie ihn nur zur Seite.

Übungsausführung

4 Neigen Sie Ihren Oberkörper nun spiegelbildlich auf die Gegenseite und wieder zurück in die Ausgangsposition.

Wichtige Hinweise

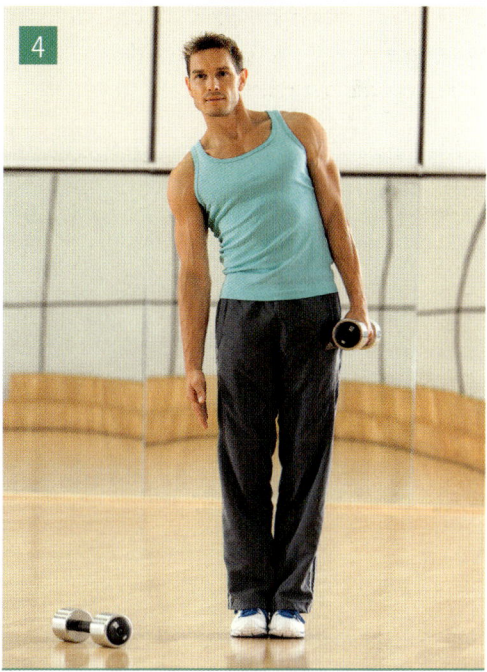

- Halten Sie Ihren Kopf in natürlicher Verlängerung der Wirbelsäule und die Rumpfvorderseite in der Frontalebene.
- Lassen Sie sich vom geringen Bewegungsradius bei dieser Übung nicht beirren, dieser reicht völlig aus, um die seitliche Rumpfmuskulatur genügend zu beanspruchen.
- Neigen Sie sich nicht über einen Winkel von 30° hinaus zur Seite, um den unteren Bereich der Wirbelsäule nicht zu sehr zu belasten. Sollten dennoch Beschwerden im Lendenbereich auftreten, weichen Sie bitte auf die vorangegangene Übung »Beckenlift seitlich« aus.
- Achten Sie besonders auf die Neutralstellung der Wirbelsäule. Vermeiden Sie die Bildung eines Hohlkreuzes genauso wie einen Rundrücken.

Crunch gerade mit Kurzhantel (Übung 32)

Ausgangsposition

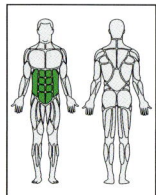

1 In Rückenlage winkeln Sie die Beine an und stellen die Fersen auf. Halten Sie auf dem Brustkorb (oder im Nacken) mit beiden Händen eine Hantel. Heben Sie den Kopf und ein wenig den Schultergürtel und halten Sie die Bauchmuskulatur in leichter Grundspannung so, dass die Lendenwirbelsäule flach auf der Matte aufliegt.

Übungsausführung

2 Heben Sie den Oberkörper einige Zentimeter nach oben zur Decke und senken Sie ihn anschließend in die Ausgangsposition zurück.

Wichtige Hinweise

- Die Übung »Crunch gerade« ist die Standardübung für die Bauchmuskulatur schlechthin. Ist Ihnen die Ausführung mit Hanteln zu schwer, verzichten Sie einfach auf Zusatzgewichte und führen Sie die Übung ohne Hantel aus.
- Statt die Fersen auf dem Boden aufzustellen können Sie die Beine auch in die Stufenposition anheben und die Füße überkreuzen.
- Während der Übungsausführung stellen Sie sich vor, dass Sie jemand am Brustbein in Richtung Decke ziehen will. Rollen Sie also nicht Kopf und Rumpf zu den Knien, sondern heben Sie Kopf, Schultergürtel und Brust in einer Linie nach oben.
- Unterstützen Sie bei Bedarf die Lendenwirbelsäule mit einem zusammengelegten Handtuch oder einem speziellen Lendenkissen.

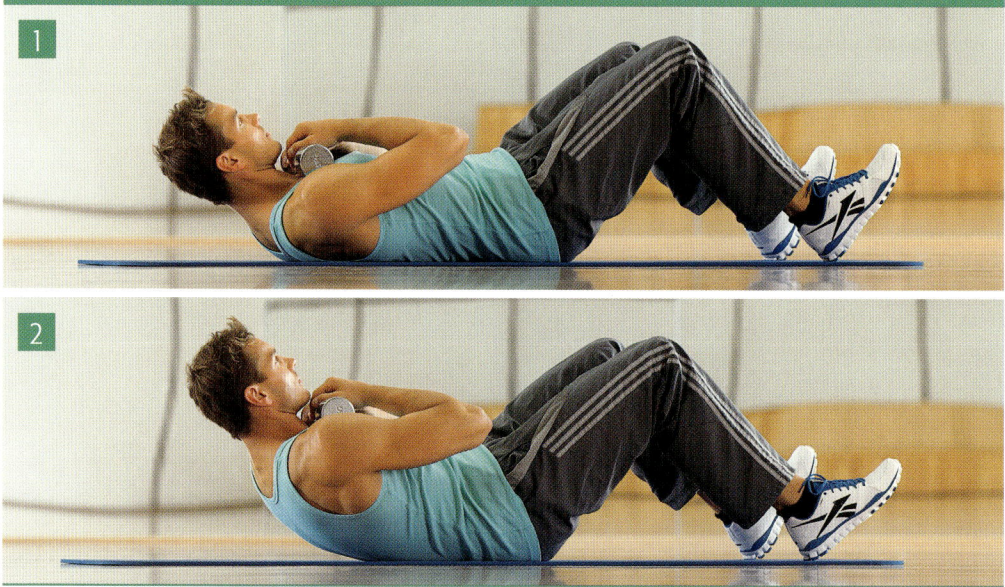

Crunch schräg mit Kurzhanteln (Übung 33)

Ausgangsposition

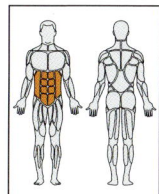

3 In Rückenlage heben Sie beide Beine an und überkreuzen die Unterschenkel. Drücken Sie beide Fußaußenseiten gegeneinander, um somit etwas Spannung in den Beinen zu erzeugen. Halten Sie in jeder Hand eine Hantel mit Obergriff und winkeln Sie die Arme an.

Übungsausführung

4 Während Sie Ihren Oberkörper schräg nach vorn-oben ziehen, strecken Sie einen Arm und führen ihn gleichzeitig an der Außenseite des gegenüberliegenden Knies vorbei. Gehen Sie in die Ausgangsposition zurück und ziehen Sie mit dem anderen Arm auf die gegenüberliegende Seite.

Wichtige Hinweise

- Die Übung »Crunch schräg« dient eigentlich nur der Abwechslung im Trainingsprozess. Die schräge Bauchmuskulatur wird mit der Übung »Crunch gerade« ebenfalls hervorragend trainiert, was wissenschaftliche Muskelkontraktionsmessungen schon lange erwiesen haben.
- Die gleiche Übung kann auch mit aufgestellten Beinen durchgeführt werden.
- Unterstützen Sie bei Bedarf die Lendenwirbelsäule mit einem zusammengelegten Handtuch oder einem speziellen Lendenkissen.
- Als Variation können Sie auch beide Arme gleichzeitig an der gleichseitigen Außenseite eines Knies vorbeiführen.

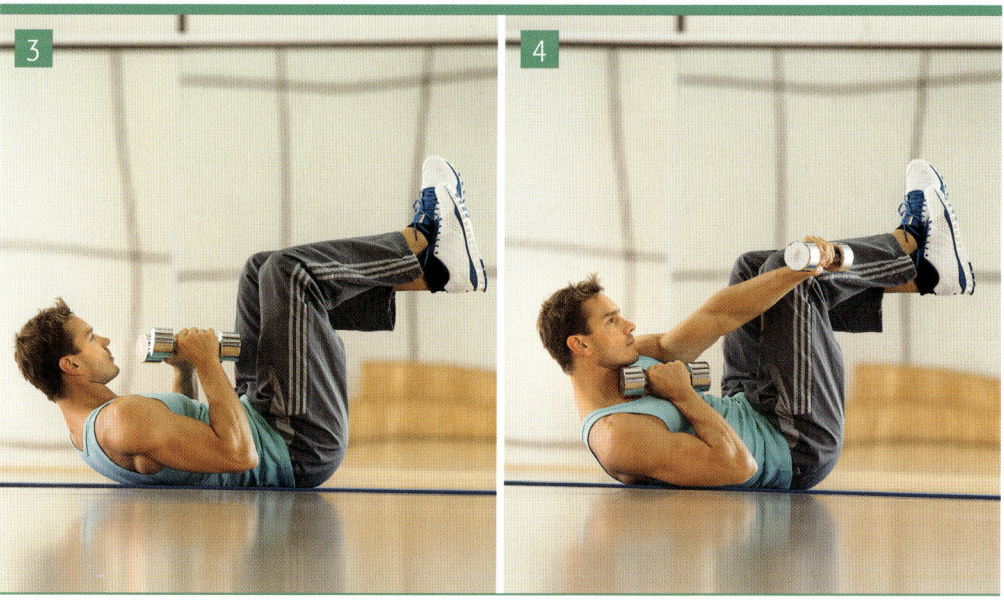

Übungen für Beine und Gesäß

Beine und Gesäß werden von vielen unterschiedlichen Muskeln geformt. Trainieren Sie diesen Bereich umfassend und vor allem in optischer Harmonie mit Ihrem Oberkörper.

Kniebeugen mit Langhantel (Übung 34)

Ausgangsposition

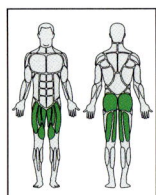

1 Stehen Sie hüft- bis schulterbreit in der Grundstellung und halten Sie eine Langhantel hinter dem Kopf auf den Schultern. Der Obergriff an der Hantelstange ist breiter als die Schultern. Halten Sie den Kopf möglichst gerade, der Blick ist nach vorn gerichtet.

Übungsausführung
2 Beugen Sie nun langsam die Beine im Kniegelenk bis maximal 90°, schieben Sie gleichzeitig das Gesäß nach hinten und neigen Sie den Oberkörper mit geradem Rücken etwa 45° nach vorn. Anschließend begeben Sie sich zurück in die Ausgangsposition.

Wichtige Hinweise
- Oft wird den »Kniebeugen« nachgesagt, dass sie eher schädlich als nützlich seien. Dies trifft dann zu, wenn die angewendete Technik nicht ausgereift oder den körperlichen Voraussetzungen nicht angepasst ist. Die folgenden Hinweise sind deshalb von großer Bedeutung!
- Halten Sie den Rücken in jeder Phase der Bewegung gerade!

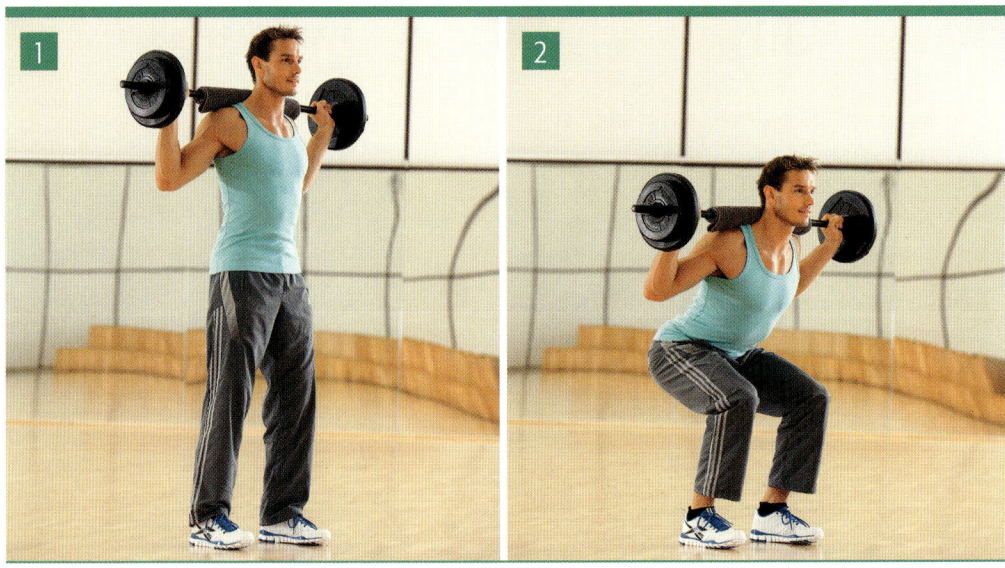

- Einsteiger führen die Bewegung zum Erlernen ohne Hantel aus. Im nächsten Lernschritt verwenden Sie eine Langhantel ohne Gewichtsscheiben. Erst wenn Sie den Bewegungsablauf perfekt beherrschen und Ihre Rumpf- und Beinmuskulatur genügend trainiert ist, verwenden Sie eine Langhantel mit Gewichtsscheiben.
- Behalten Sie während der Bewegungsausführung mit den Füßen stets sicheren Kontakt zum Boden!
- Halten Sie die Beinachsen in einer geraden Linie, das heißt, vermeiden Sie in der Aufwärtsbewegung ein Nach-innen-Fallen (X-Beine) der Kniegelenke.
- Werden die Kniegelenke weiter gebeugt als empfohlen (tiefe Kniebeuge), wird zwar die Beinstreck- und Gesäßmuskulatur stärker aktiviert, dies jedoch auf Kosten der Gesundheitsverträglichkeit für die Kniegelenke. Tiefe Kniebeugen sind – wenn überhaupt – nur für weit fortgeschrittene und gut trainierte Sportler geeignet. In jedem Fall sollte die tiefe Kniebeuge mit weniger Gewicht durchgeführt werden.
- Bei der tiefen Ausführung muss zusätzlich die Wadenmuskulatur eine genügende Dehnfähigkeit aufweisen, um den festen Kontakt des ganzen Fußes auf dem Boden zu gewährleisten. Bei mangelnder Dehnfähigkeit der Wadenmuskulatur werden in der tiefen Bewegungsphase die Fersen automatisch angehoben. Dies kann unter Umständen dazu führen, dass Sie das Gleichgewicht verlieren oder gesundheitlichen Schaden erleiden. Vermeiden Sie dies durch Unterlegen eines Brettes oder von Hantelscheiben und bauen Sie ein zusätzliches Dehnprogramm für Ihre Wadenmuskulatur in Ihr Trainingsprogramm mit ein.

- Achten Sie darauf, dass während der gesamten Bewegung die Kniegelenke nicht über die Zehenspitzen ragen. Kontrollieren Sie dies während der Übung durch einen kurzen seitlichen Blick in den Spiegel.
- Beim Trainieren mit sehr hohen Gewichten bleibt die Verwendung eines Gewichthebergürtels ein Streitpunkt unter den Experten. Zwar kann ein Gürtel die Stabilisation der Wirbelsäule unterstützen, doch entstehen überall dort, wo unterstützende Maßnahmen eingesetzt werden, auch Schwachstellen. Im Fitness- oder Breitensportbereich sollte auf einen Gürtel verzichtet und ein solches Gewicht gewählt werden, das den körperlichen Voraussetzungen angepasst ist. Auf diese Weise wird der Rücken gestärkt und dennoch vor Überlastungsschäden geschützt. Im Leistungssportbereich kann der Einsatz eines Gewichthebergürtels jedoch durchaus empfehlenswert sein.

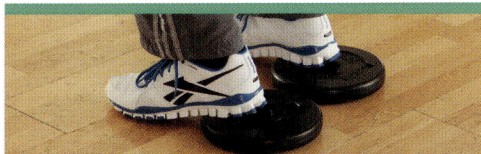

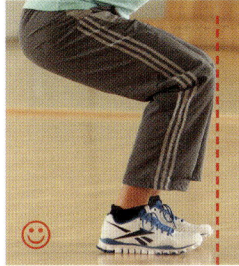 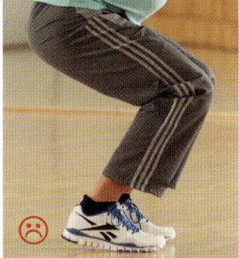

Oben: Fersen mit Hantelscheiben erhöhen, links unten: richtige Kniehaltung, rechts unten: falsche Kniehaltung, Knie vor den Zehenspitzen

Kniebeuge im Ausfallschritt mit Kurzhanteln (Übung 35)

Ausgangsposition

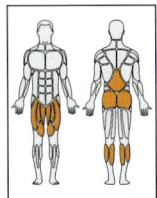 1 In weiter Schrittstellung sind beide Beine leicht gebeugt, wobei die hintere Ferse etwas vom Boden abgehoben ist. Halten Sie in jeder Hand eine Kurzhantel.

Übungsausführung

2 Beim gleichzeitigen Beugen beider Beine bleibt der Oberkörper in seiner aufrechten Haltung. Der Körperschwerpunkt sollte sich dabei nicht verlagern. Strecken Sie die Beine danach in die Ausgangsposition zurück.

Wichtige Hinweise

- Üben Sie den korrekten Bewegungsablauf zuerst ohne Zusatzgewichte.
- Beugen Sie das vordere Bein nur so weit, bis im Kniegelenk ein 90°-Winkel entsteht.
- Achten Sie darauf, dass das vordere Kniegelenk nicht über die Fußspitze hinausragt.
- Beugen Sie die Kniegelenke nicht so weit, dass das hintere Knie den Boden berührt.
- Achten Sie auf eine aufrechte und stabile Rumpfhaltung.
- Durch diagonales Versetzen der Füße erreichen Sie eine höhere Stabilität.
- Die gleiche Übung kann auch mit einer Langhantel durchgeführt werden, welche hinter dem Kopf auf den Schultern abgelegt wird.

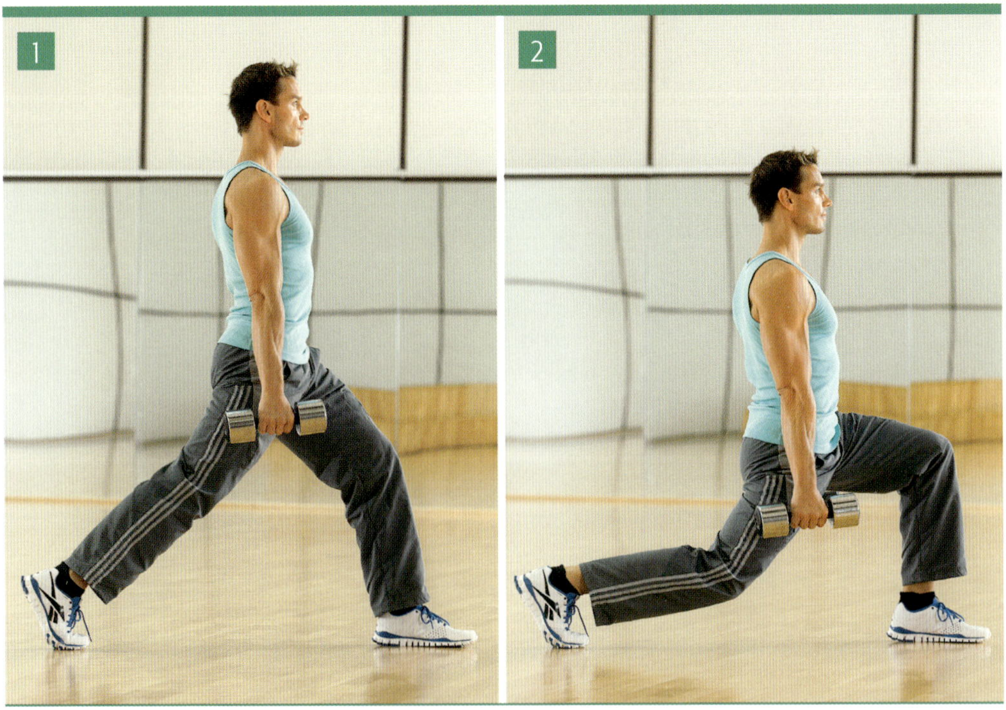

Abduktion in Seitlage mit Langhantel (Übung 36)

Ausgangsposition

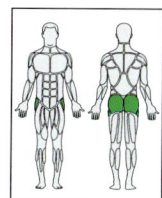 3 In Seitlage winkeln Sie das untere Bein an und legen den Kopf auf dem seitengleichen Arm ab. Legen Sie eine Langhantel – mit oder ohne Gewichtsscheibe – wie in der Abbildung auf dem Fuß des Trainingsbeins ab und fixieren Sie die Hantel mit der freien Hand, damit sie nicht wegrollen kann.

Übungsausführung

4 Heben Sie das obere Bein bis zu einem Winkel von etwa 45°. Bauch und Po sind leicht angespannt, um eine bessere Stabilität zu erreichen. Anschließend senken Sie das Bein in die Ausgangsposition zurück, ohne den Fuß komplett abzulegen.

Wichtige Hinweise

■ Kippen Sie mit dem Becken nicht nach vorn oder hinten, halten Sie es in einer neutralen Mittelstellung.

■ Um die Muskulatur auf etwas unterschiedliche Art und Weise zu beanspruchen, kann das bewegte Bein im Hüftgelenk leicht nach innen oder außen gedreht werden.

■ Die gleiche Übung können Sie auch ausführen, wenn Sie eine Kurzhantel auf die Oberschenkelaußenseite des Trainingsbeins legen und diese mit der freien Hand fixieren.

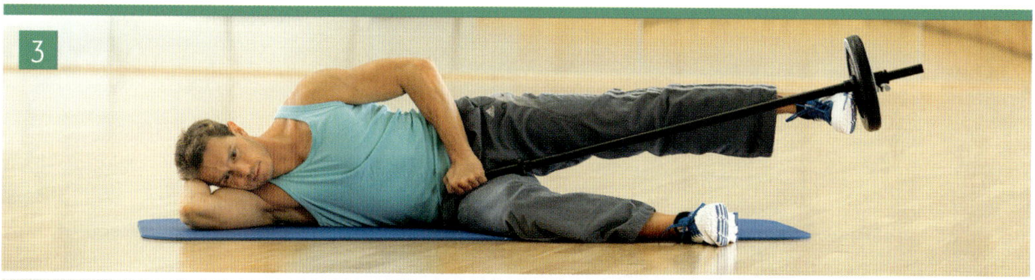

3

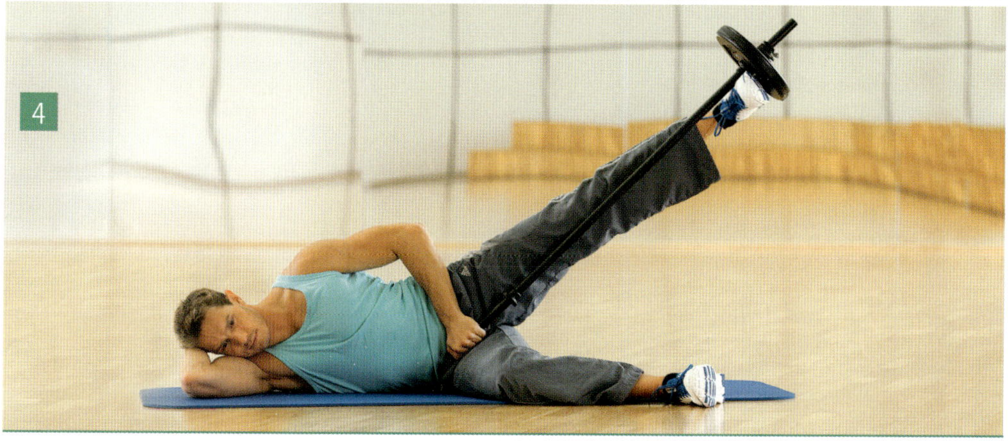

4

Adduktion in Seitlage mit Langhantel (Übung 37)

Ausgangsposition

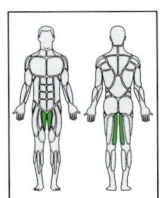

1 In Seitlage ist das obere Bein angewinkelt und vor dem Körper auf dem Boden aufgestellt, das untere Bein (Trainingsbein) ist gestreckt und etwas vom Boden angehoben.

Legen Sie eine Langhantel – mit oder ohne Gewichtsscheibe – wie in der Abbildung auf dem Fuß des Trainingsbeins ab und fixieren Sie die Hantel mit der freien Hand, um ein Wegrollen zu verhindern.

Übungsausführung

2 Heben Sie das untere Bein so weit wie möglich vom Boden ab und senken Sie es anschließend in die Ausgangsposition zurück, ohne dass die Hantelscheibe den Boden berührt.

Wichtige Hinweise

■ Das untere Bein ist stets in einer aktiven Streckung und befindet sich in Verlängerung des Oberkörpers.

■ Üben Sie langsam und ohne Schwung.

■ Ist Ihnen die Stützposition des oberen Beines unangenehm, können Sie es auch auf einem Step oder einem kleinen Gymnastikball ablegen.

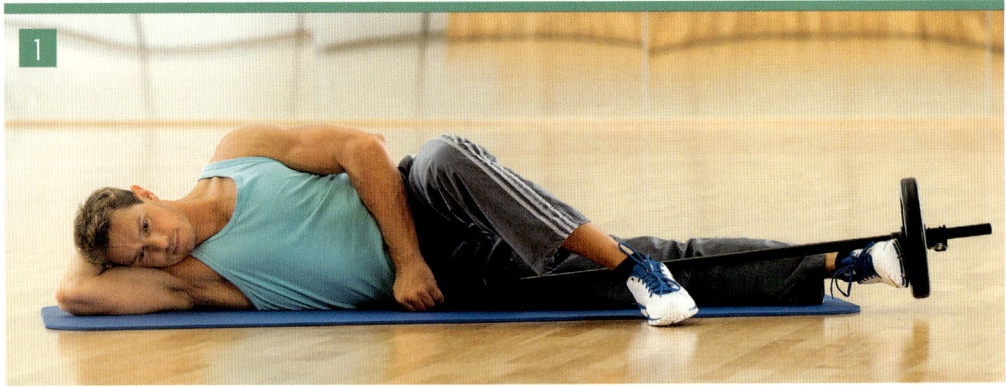

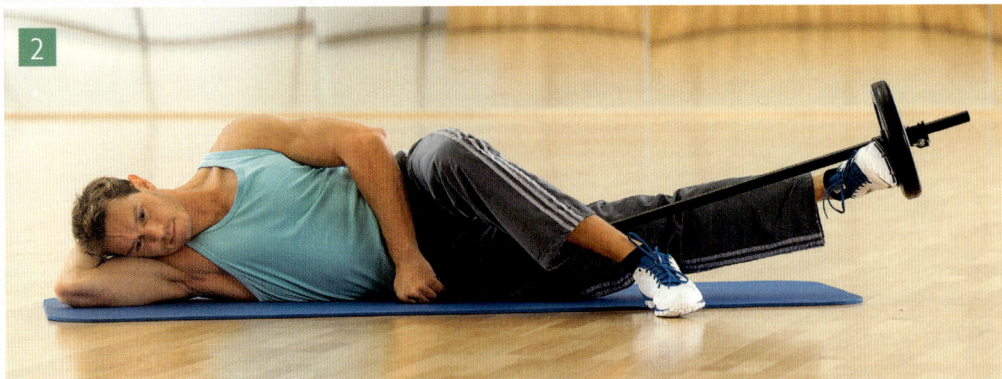

Wadenheben im Stehen mit Kurzhantel (Übung 38)

Ausgangsposition

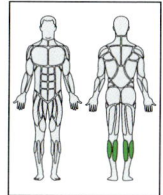

3 Stehen Sie stabil mit einem Bein auf einer leichten Erhöhung (z. B. einer Hantelscheibe oder einer anderen geeigneten Kante). Mit der seitengleichen Hand halten Sie eine Kurzhantel auf der Schulter, die andere Hand stabilisiert Sie an einem Stuhl oder an der Wand. Senken Sie die Ferse des Trainingsbeines nach unten, jedoch ohne sie auf dem Boden abzusetzen.

Übungsausführung

4 Drücken Sie nun Ihr Körpergewicht so hoch wie möglich auf die Zehenspitzen (Ballenstand) und senken Sie anschließend die Ferse in die Ausgangsposition zurück, ohne sie auf den Boden aufzusetzen.

Wichtige Hinweise

- Ihr Rumpf bleibt aufrecht, der Kopf in natürlicher Verlängerung der Wirbelsäule.
- Die Bewegung findet ausschließlich im Sprunggelenk statt.
- Üben Sie fließend und ohne Schwung.
- Achten Sie auf eine stabile und sichere Erhöhung, um Verletzungen zu vermeiden!

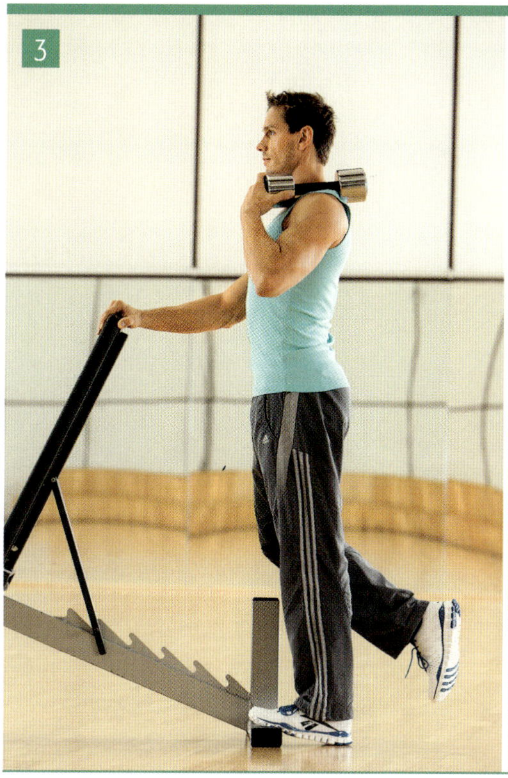

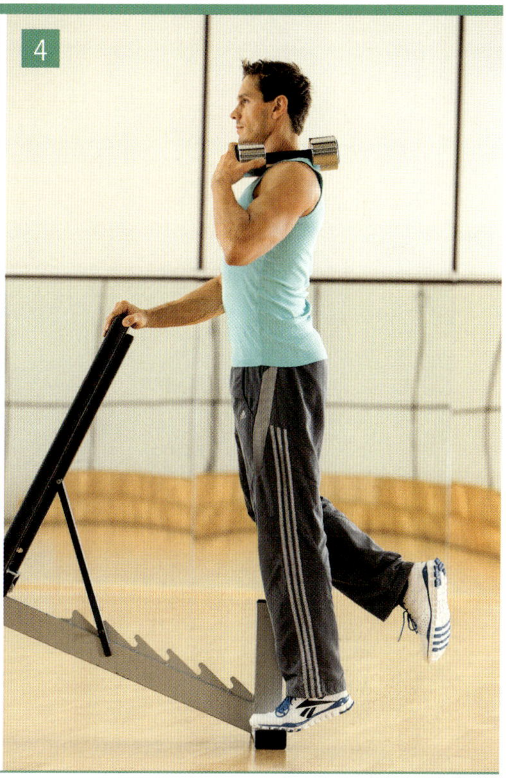

Wadenheben sitzend mit Langhantel (Übung 39)

Ausgangsposition

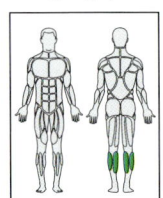 1 Setzen Sie sich mit geradem Rücken auf eine Trainingsbank, stellen Sie die Zehenspitzen auf eine Erhöhung (z. B. zwei Hantelscheiben) und legen Sie ein zusammengerolltes Handtuch und darauf eine Langhantel auf den Oberschenkeln nahe den Knien ab. Fixieren Sie diese mit den Händen, damit sie nicht wegrollt. Senken Sie beide Fersen Richtung Boden, jedoch ohne sie mit Belastung abzustellen.

Übungsausführung

2 Drücken Sie die Fersen so weit wie möglich nach oben bis in den Ballenstand und senken Sie sie anschließend in die Ausgangsposition zurück.

Wichtige Hinweise

- Die Bewegung findet ausschließlich in den Sprunggelenken statt.
- Bei dieser Übung wird hauptsächlich der Schollenmuskel (M. soleus) beansprucht, die Aktivierung des Zwillingswadenmuskels (M. gastrocnemius) ist weitgehend ausgeschaltet.
- Die Bewegungsweite bei den Übungen 38 und 39 kann durch gezieltes Beweglichkeitstraining der Fußgelenke erhöht werden.

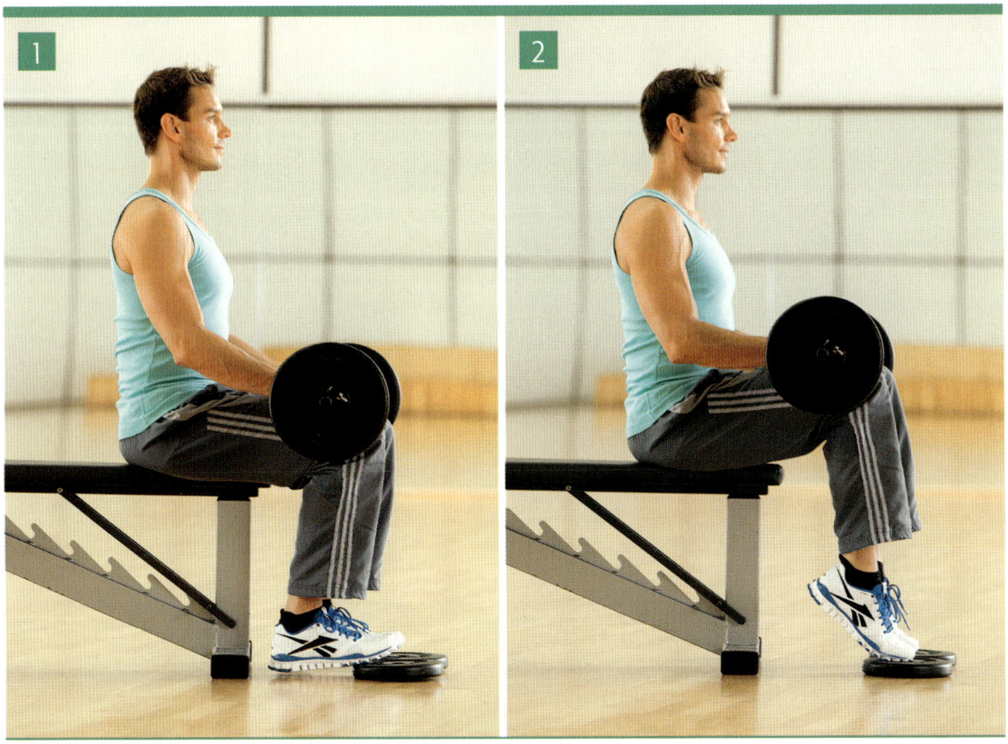

![1](Bild 1)

![2](Bild 2)

Beinheben reverse mit Kurzhantel (Übung 40)

Ausgangsposition

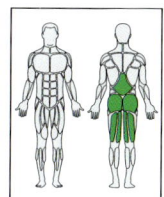

3 Im Vierfüßlerstand mit Unterarmstütz klemmen Sie eine Hantel in die Kniekehle des Trainingsbeins. Halten Sie dieses Bein angewinkelt etwas in der Luft, um bereits in der Ausgangsposition eine leichte Vorspannung der Gesäß- und rückwärtigen Oberschenkelmuskulatur zu haben. Spannen Sie die Rumpfmuskulatur an, halten Sie das Becken gerade, die Wirbelsäule in einer neutralen Stellung und den Kopf in natürlicher Verlängerung des Nackens.

Übungsausführung

4 Heben Sie das Trainingsbein ohne Schwung so weit nach oben, bis Oberschenkel und Oberkörper eine gerade Linie bilden. Senken Sie das Bein anschließend in die Ausgangsposition zurück.

Wichtige Hinweise

- Halten Sie während der Übung Ihren Rumpf stabil. Achten Sie darauf, vor allem in der Hebephase des Beines, Ihr Becken nicht auszudrehen.
- Vermeiden Sie die Bildung eines Hohlkreuzes, trainieren Sie stets kontrolliert und ohne Schwung!
- Als Variation kann das Bein statt nach hinten-oben auch nach seitlich-oben gehoben werden. Dabei müssen Sie jedoch darauf achten, dass Sie die Kurzhantel nicht verlieren. Diese Variation fördert die Koordination.

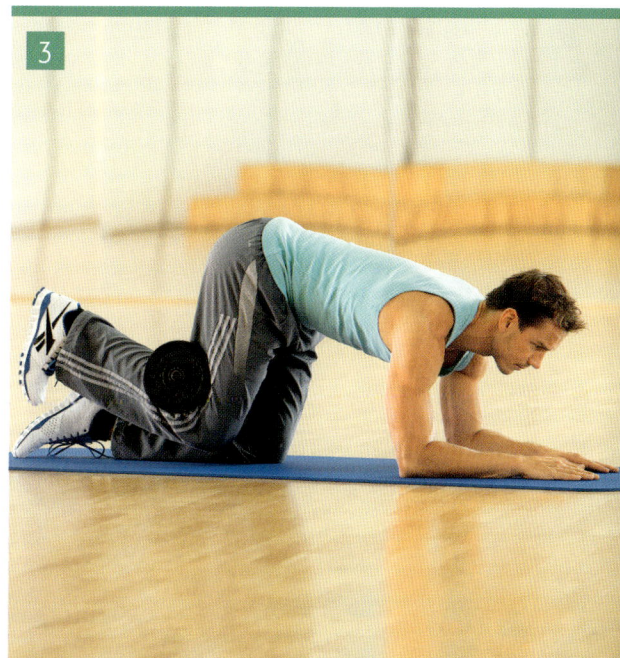

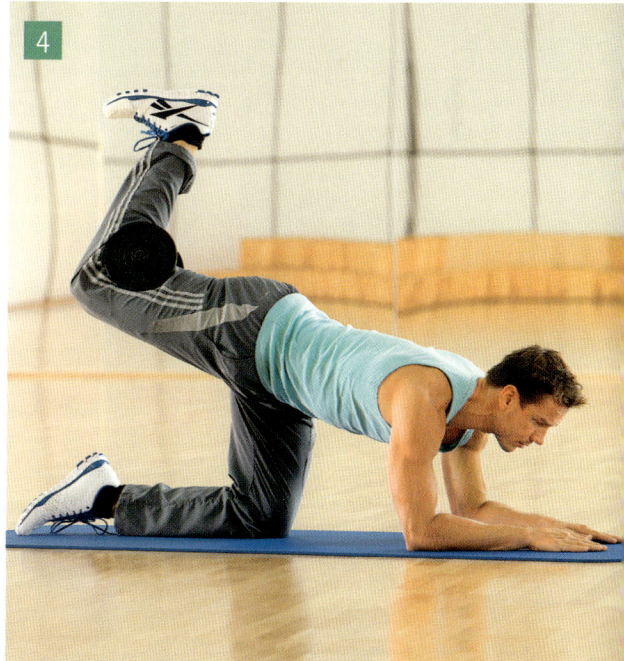

Beckenlift in Rückenlage mit Kurzhantel (Übung 41)

Ausgangsposition

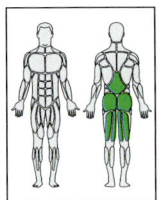

1 In Rückenlage stellen Sie die Beine auf und die Füße schulterbreit auseinander. Legen Sie eine Kurzhantel zwischen die Hüftknochen und halten Sie sie mit einer oder beiden Händen fest.

Übungsausführung

2 Heben Sie nun das Becken so weit an, bis Oberschenkel und Oberkörper eine gerade Linie bilden. Halten Sie die Muskeln in dieser Position ein oder zwei Sekunden in isometrischer Anspannung. Danach senken Sie das Becken bis knapp über dem Boden, legen es aber nicht ganz ab.

Wichtige Hinweise

- Drücken Sie während der Übung bewusst Ihre Fersen in den Boden.
- Spannen Sie in der höchsten Position des Beckens zusätzlich Ihre Gesäßmuskulatur fest an, das erhöht die Trainingsintensität.
- Variieren Sie die Übung, indem Sie die Füße weiter entfernt vom Gesäß aufstellen.
- Erschweren Sie die Übung, indem Sie nur ein Bein aufstellen, während der freie Fuß auf dem Knie des Trainingsbeins abgelegt wird.

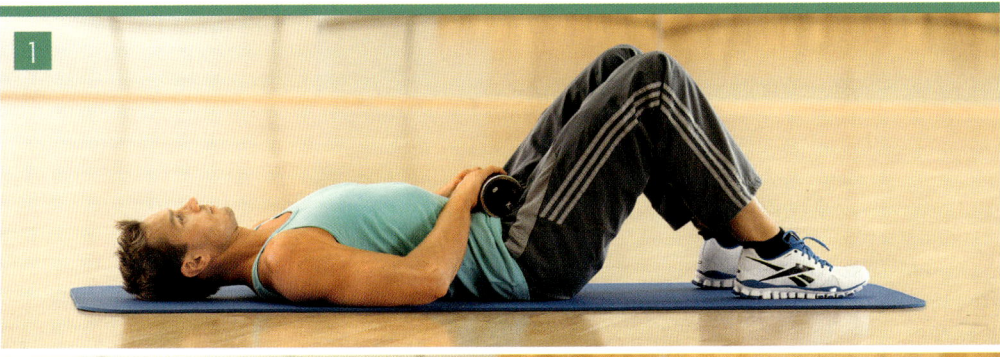

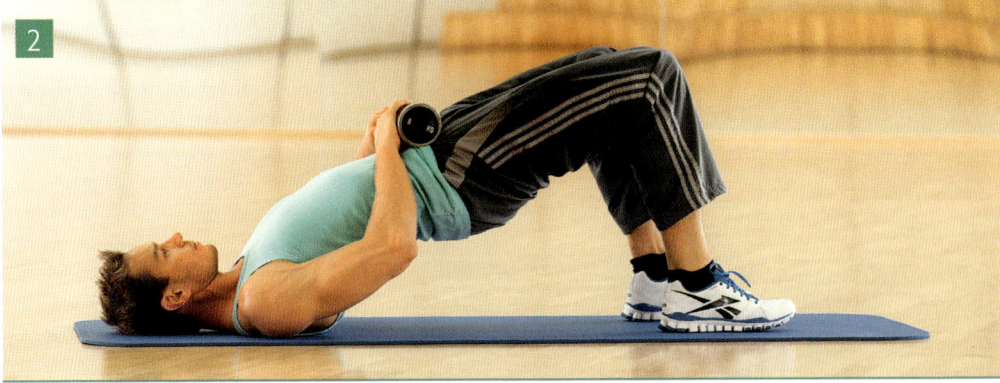

Cool-down

Während des Trainings mit Gewichten fallen verschiedene Energieabfallprodukte an, welche der Körper nicht so ohne Weiteres abbauen kann. Würden wir es ihm selbst überlassen, mit diesem »Abfall« fertigzuwerden, kann sich die Dauer der Wiederherstellung des Leistungsausgangsniveaus um einen Zeitfaktor von bis zu 100 % verzögern. Unterstützen wir dagegen unseren Körper beim Abtransport der Abfallprodukte, bedeutet dies eine erhebliche Erleichterung für unseren Organismus und somit eine wesentlich schnellere Regeneration.

Das Abkühlen des Körpers, das sogenannte Cool-down, nimmt deshalb einen ebenso wichtigen Stellenwert ein wie das Warm-up. Es bildet immer den letzten großen Baustein einer kompletten Trainingseinheit, ist also eine wichtige Phase für die Regeneration und somit für die optimalen Leistungssteigerung unentbehrlich.

Das Cool-down nach einer Krafttrainingseinheit wird aus zwei unterschiedlichen Hauptphasen gebildet:
1. Phase: Sie ist durch lockeres Ausdauertraining in geringer Intensität gekennzeichnet. Man nennt dies »Auslaufen«.
2. Phase: Hierbei werden die Muskeln, welche im Hauptteil vorwiegend beansprucht wurden, gedehnt. Man nennt dies »Stretching«.

Auslaufen nach dem Hanteltraining

Mit dem Auslaufen werden Herz-Kreislauf-Aktivität und Stoffwechsel erneut gesteigert, jedoch keinesfalls auf Hochtouren gebracht, was den Abtransport von Stoffwechselendprodukten fördert. Der Puls sollte dabei ungefähr den gleichen Wert wie im Warm-up erreichen. Durch diese sanfte Anregung des Stoffwechsels wird außerdem der Körper optimal auf die folgende Stretching-Phase vorbereitet.

Hinweise zur Durchführung:
- Lockeres Ausdauertraining nach Wahl in geringer Intensität.
- Der Trainingspuls erreicht dabei Werte, die denen des Warm-up entsprechen.
- Dauer des Auslaufens: 5–8 Minuten.

Stretching nach dem Hanteltraining

Stretching, die 2. Phase des Cool-down, ist ein weiterer wichtiger Schritt in Richtung Erholung. Durch die Kräftigungsübungen beim Hanteltraining wurde automatisch der Muskeltonus der belasteten Muskeln erhöht. Je intensiver ein Muskel beansprucht wurde, desto höher ist dessen Ermüdungsgrad. Stretching ist hier der geeignete Weg, um möglichst schnell den Ausgangstonus wieder zu erreichen. Ohne das bewusste Dehnen benötigt ein intensiv beanspruchter Muskel etwa 48 Stunden, um aus »eigener Kraft« in den Ausgangstonus zurückzugelangen. Durch Stretching geschieht dies in wesentlich kürzerer Zeit. Das Stretching-Programm wird in ruhiger Gangart durchgeführt, es ist eine in den Bewegungen sehr langsame und behutsame Trainingsform. Ob als Cool-down nach einem intensiven Workout oder zur täglichen Entspannung, die folgenden Hinweise fördern die Wirksamkeit.

Hinweise zur Durchführung:

- Richten Sie sich eine Matte oder dicke Wolldecke zurecht.
- Wenn nötig, ziehen Sie sich einen Pullover über. Sie sollten nicht frieren oder im Zug liegen.
- Wenn es Ihnen möglich ist, verdunkeln Sie den Raum oder suchen Sie sich eine ruhige Trainingsecke.
- Legen Sie ruhige und entspannende Musik auf. Beim Trainieren im Fitnessstudio verwenden Sie dazu am besten einen MP3-Player.
- Atmen Sie während der Übungen gleichmäßig, ruhig und bewusst, jedoch nicht gezwungen. Lassen Sie den Atem in seinem natürlichen Rhythmus fließen.
- Begeben Sie sich immer langsam in die jeweilige Dehnposition, bis Sie eine leichte und noch angenehme Spannung im entsprechenden Muskel spüren. Widmen Sie Ihre ganze Aufmerksamkeit dem zu dehnenden Muskel, seien Sie ganz bei ihm. Begeben Sie sich ebenso langsam aus der Dehnposition wieder heraus.
- Wenn Sie als Einsteiger nicht auf Anhieb den der Übung entsprechenden Muskel spüren, versuchen Sie durch kleine und sensible Änderungen die Dehnposition zu korrigieren.
- Halten Sie jede Position 20, besser 30 Sekunden (oder 3–4 ruhige Atemzüge).
- Wippen oder federn Sie nicht, um Ihre Muskeln zu dehnen.
- Nach dem ersten Ziehen im Muskel löst sich nach einigen Sekunden die Muskelspannung. Versuchen Sie dann beim nächsten Ausatmen vorsichtig die Dehnung zu verstärken.

- Dehnen Sie immer ohne Schmerzen! Ein leichtes Ziehen ist jedoch erlaubt und wünschenswert.
- Machen Sie während des gesamten Übungsteils keine schnellen oder abrupten Bewegungen.
- Erfolgt die letzte Stretchingübung in liegender Position, strecken Sie sich zuerst richtig aus und lockern Sie Arme und Beine, bevor Sie langsam in den Stand kommen. Damit vermeiden Sie Kreislaufschwankungen.
- Wird die letzte Übung im Stand ausgeführt, lockern Sie danach Arme und Beine, indem Sie sie ausschütteln, und strecken Sie sich in alle Richtungen, bevor Sie sich wieder anderen Aufgaben widmen.
- Stretching kann auch als eigenständiges Entspannungstraining gestaltet werden. Wenn Sie sich an einem festgelegten Tag oder nur mal zwischendurch dafür entscheiden, vergessen Sie auf keinen Fall, sich vorher einige Minuten aufzuwärmen. Angewärmte und durchblutete Muskeln sind weniger verletzungsanfällig.

Dehnung der seitlichen Nackenmuskulatur

Passende Stretchingübung zu den Kraftübungen Nr. 4, 6, 12, 13.

Übungsausführung

1 Senken Sie aktiv beide Schultern nach unten und ziehen Sie den Kopf auf eine Seite. Dabei bleibt der Blick nach vorn gerichtet. Die Dehnung wird intensiver, wenn Sie – bei Dehnung der rechten Seite – den rechten Arm verstärkt

in Richtung Boden ziehen und zusätzlich mit der freien Hand die Neigung des Kopfes unterstützen. Die linke Seite wird entsprechend spiegelverkehrt durchgeführt. Die Übung kann stehend, sitzend oder kniend ausgeführt werden.

Dehnung der hinteren Nackenmuskulatur

Passende Stretchingübung zu den Kraftübungen Nr. 3, 4, 6, 7, 12, 13.

Übungsausführung
2 Umfassen Sie den Kopf mit beiden Händen und ziehen Sie das Kinn möglichst nah an die Brust heran. Senken Sie dabei beide Schultern bewusst nach unten.

Dehnung der oberen Rückenmuskulatur

Passende Stretchingübung zu den Kraftübungen Nr. 2, 3, 7, 8.

Übungsausführung
3 Verzahnen Sie die Finger beider Hände. Schieben Sie die Arme aktiv nach vorne und ziehen Sie gleichzeitig Ihren Brustkorb nach innen, sodass der obere Rücken etwas rund wird.

Dehnung der Schultermuskulatur

Passende Stretchingübung zu den Kraftübungen Nr. 7, 8, 14.

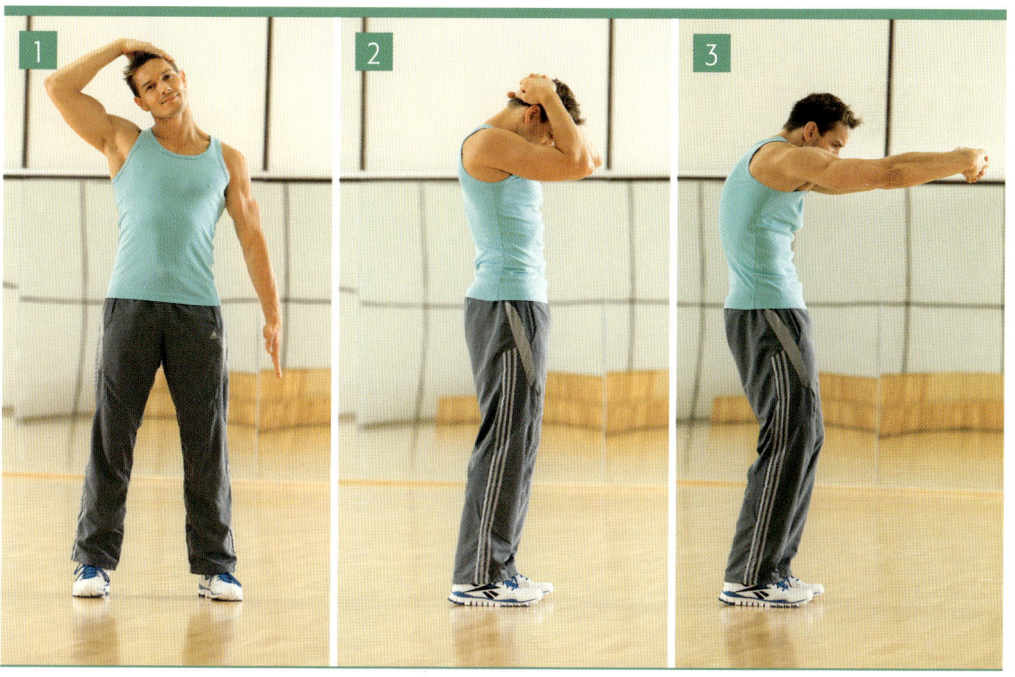

Übungsausführung

4 Führen Sie einen Arm vor die Brust und drücken Sie dessen Oberarm vorsichtig mit der freien Hand an den Körper. Dabei senken Sie aktiv beide Schultern nach unten und machen Ihren Hals lang.

Dehnung der Armstreckmuskulatur

Passende Stretchingübung zu den Kraftübungen Nr. 21, 22, 23.

Übungsausführung

5 Heben Sie einen Arm und legen Sie die Hand hinter dem Kopf auf der Gegenschulter oder der Halswirbelsäule ab, indem Sie das Ellbogengelenk maximal beugen. Mit der freien Hand fassen Sie den Ellbogen und verstärken durch Zug die Dehnung.

Dehnung der Armbeugemuskulatur

Passende Stretchingübung zu den Kraftübungen Nr. 15, 18, 19, 20.

Übungsausführung

6 Heben Sie einen Arm im 90°-Winkel vom Körper ab und stützen Sie dessen Hand gegen einen Widerstand. Drehen Sie den Oberkörper vom Arm weg und drücken Sie behutsam die Schulter nach vorn. Strecken Sie vorsichtig und kontrolliert das Ellbogengelenk durch.

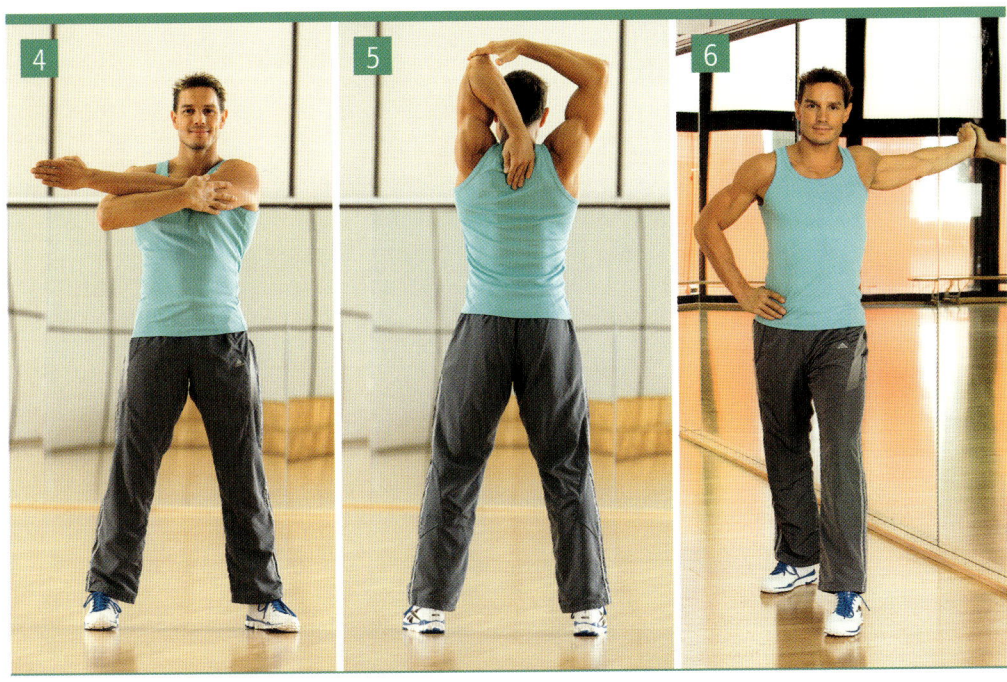

Dehnung der Brustmuskulatur

Passende Stretchingübung zu den Kraftübungen Nr. 26, 27, 28, 29.

Übungsausführung
7 Legen Sie die Vorderseite eines Unterarms an eine Kante, Schulter- und Ellbogengelenk bilden jeweils einen 90°-Winkel. Drehen Sie den Oberkörper vom Arm weg, bis Sie eine Dehnung in der Brust spüren.

Dehnung der seitlichen Rumpfmuskulatur

Passende Stretchingübung zu den Kraftübungen Nr. 5, 29, 32, 33.

Übungsausführung
8 Im Einbeinkniestand stützen Sie den seitlich geneigten Oberkörper mit einem Arm auf dem Boden ab. Der andere Arm wird gestreckt nach oben geführt und bildet mit dem Oberkörper und dem seitengleichen Bein eine gerade Linie.

Dehnung der Rückenstreckmuskulatur

Passende Stretchingübung zu den Kraftübungen Nr. 1, 2, 9, 10, 11.

Übungsausführung
9 Im Grätschsitz mit gebeugten Beinen neigen Sie den Oberkörper nach vorn. Versuchen Sie, die Fußgelenke unter den Unterschenkeln ent-

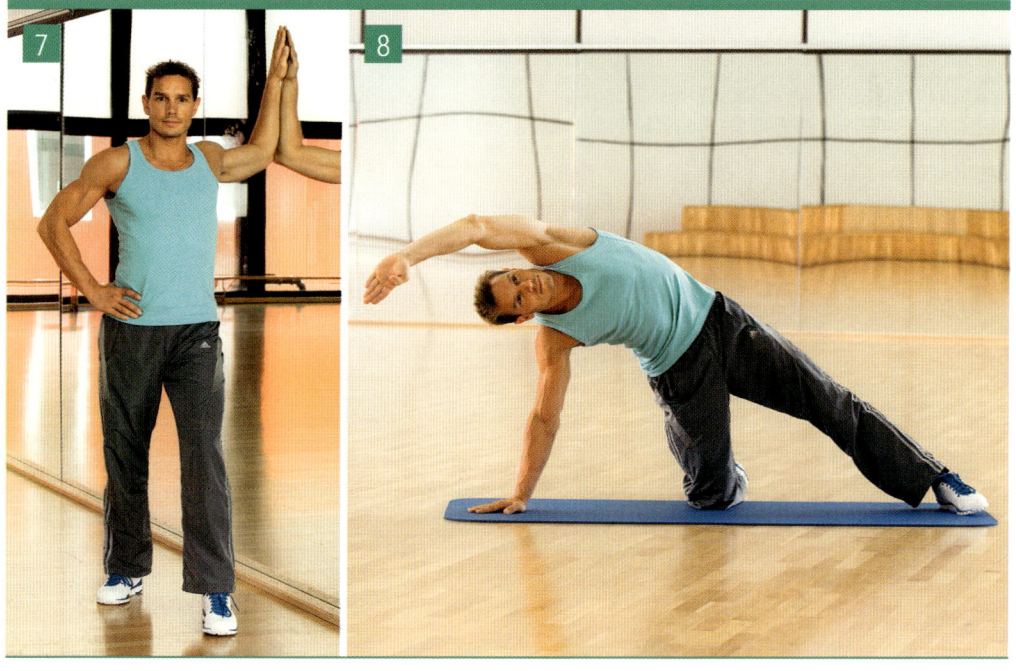

lang von außen zu fassen, und ziehen Sie den Oberkörper dabei nach vorn.

Dehnung der Rumpfvorderseite

Passende Stretchingübung zu den Kraftübungen Nr. 30, 31, 32, 33.

Übungsausführung

10 Legen Sie sich auf den Rücken, strecken Sie locker die Beine und bringen Sie die Arme über den Kopf nach hinten. Strecken Sie nun den ganzen Körper lang aus.

Dehnung der Gesäßmuskulatur

Passende Stretchingübung zu den Kraftübungen Nr. 11, 34, 35, 36, 40, 41.

Übungsausführung

11 Im Sitzen strecken Sie ein Bein, überschlagen das andere und stellen es angewinkelt in Höhe des Kniegelenks des gestreckten Beins auf. Drehen Sie den Oberkörper in Richtung des aufgestellten Beines und ziehen Sie dessen Oberschenkel in Richtung Brust, indem Sie mit dem Ellbogen gegen die Außenseite des Knies drücken.

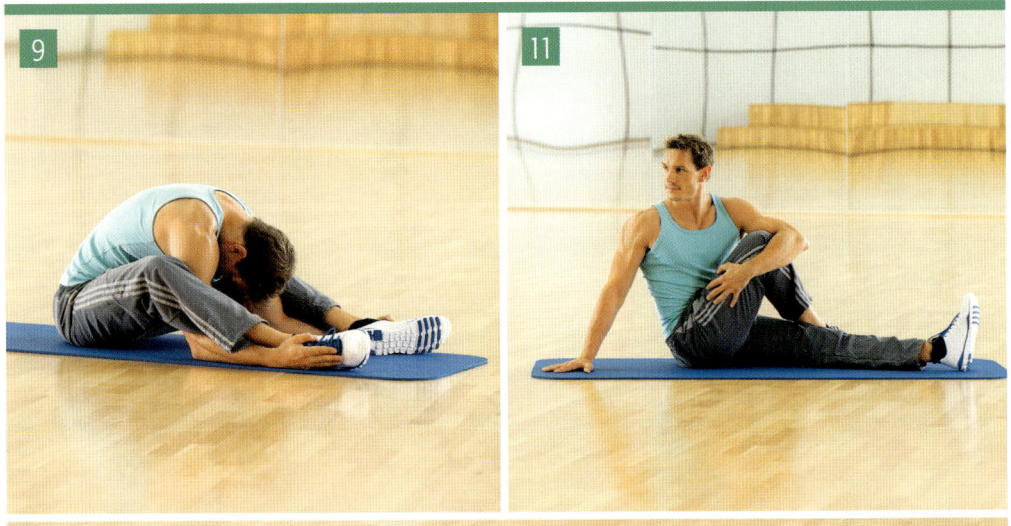

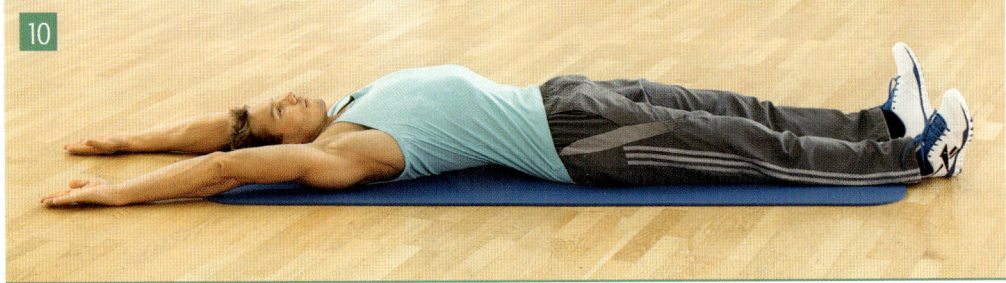

Dehnung der Beinstreckmuskulatur

Passende Stretchingübung zu den Kraftübungen Nr. 11, 34, 35.

Übungsausführung

12 In Bauchlage winkeln Sie ein Bein an, greifen das Fußgelenk und ziehen die Ferse in Richtung Gesäß. Die Dehnung wird auf den M. rectus femoris erweitert, indem Sie gleichzeitig das Schambein in den Boden drücken, während die Ferse weiterhin nah am Gesäß gehalten wird.

Dehnung der Beinbeugemuskulatur

Passende Stretchingübung zu den Kraftübungen Nr. 40, 41.

Übungsausführung

13 Mit gebeugtem Standbein legen Sie die Ferse des fast gestreckten Spielbeins auf einer Bank ab. Ziehen Sie dessen Zehenspitzen an. Beugen Sie den Oberkörper mit geradem Rücken etwas nach vorn, stützen Sie ihn mit den Händen auf dem Oberschenkel ab und kippen Sie das Becken nach vorne.

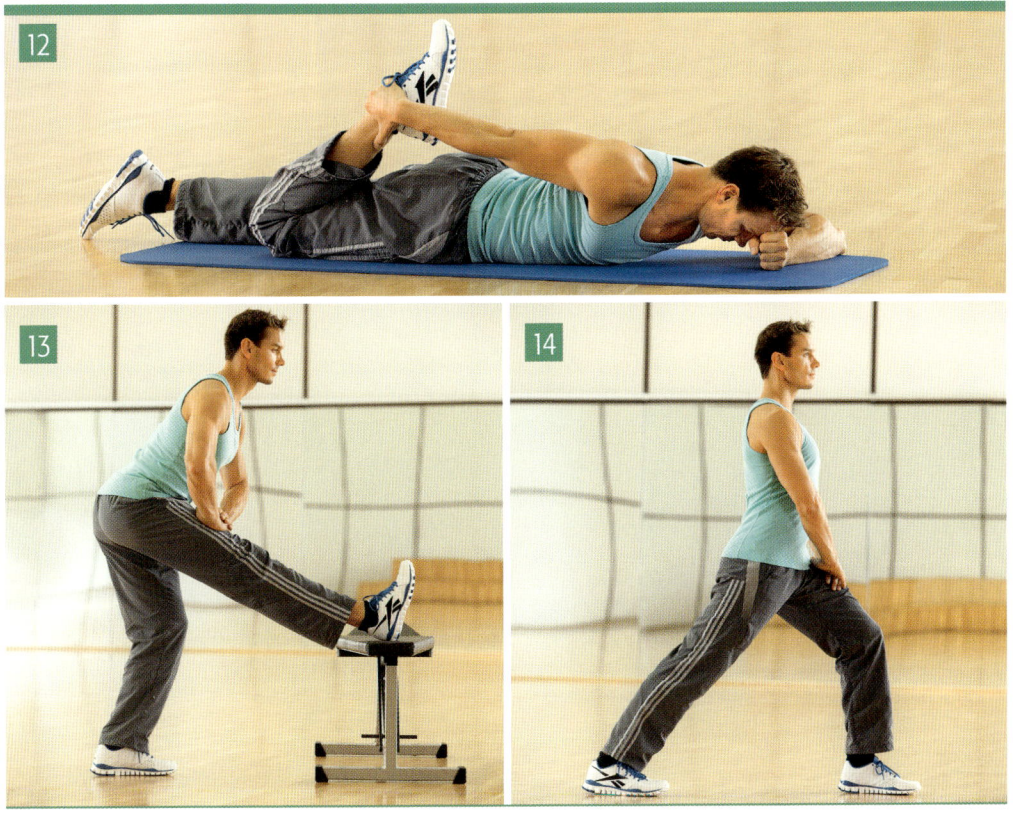

Dehnung der Wadenmuskulatur

Passende Stretchingübung zu den Kraftübungen Nr. 38, 39.

Übungsausführung

14 In Schrittstellung mit parallel ausgerichteten Füßen beugen Sie das vordere Bein und strecken das hintere (s. Bild S. 113). Durch weiteres Beugen des vorderen Beines und bewusstes In-den-Boden-Drücken des hinteren Beines (Ferse bleibt am Boden) entsteht die Dehnung in der Muskulatur der Wade.

Dehnung der Adduktoren

Passende Stretchingübung zu der Kraftübung Nr. 37.

Übungsausführung

15 Im Sitzen legen Sie die Fußsohlen aneinander und öffnen beide Knie weit nach außen.

Greifen Sie die Fußgelenke und legen Sie die Ellbogen nahe an den Knien ab. Drücken Sie dann behutsam die Knie in Richtung Boden.

Dehnung der Hüftbeugemuskulatur

Die Muskeln, welche zur Gruppe der Hüftbeuger zählen, sollen nicht speziell gekräftigt werden, da sie von Grund auf sehr stark zur Verkürzung neigen. Deshalb wurde im »Übungskatalog Hanteltraining« keine entsprechende Übung berücksichtigt. Die im Folgenden vorgestellte Dehnübung sollte jedoch in keinem Stretchingprogramm fehlen.

Übungsausführung

16 Im weiten Ausfallschritt legen Sie das hintere Knie auf dem Boden ab. Schieben Sie das Becken so weit nach vorn-unten, bis Sie eine Dehnung im Hüftgelenk verspüren. Das Kniegelenk des aufgestellten Beines soll nicht über die Zehenspitzen ragen.

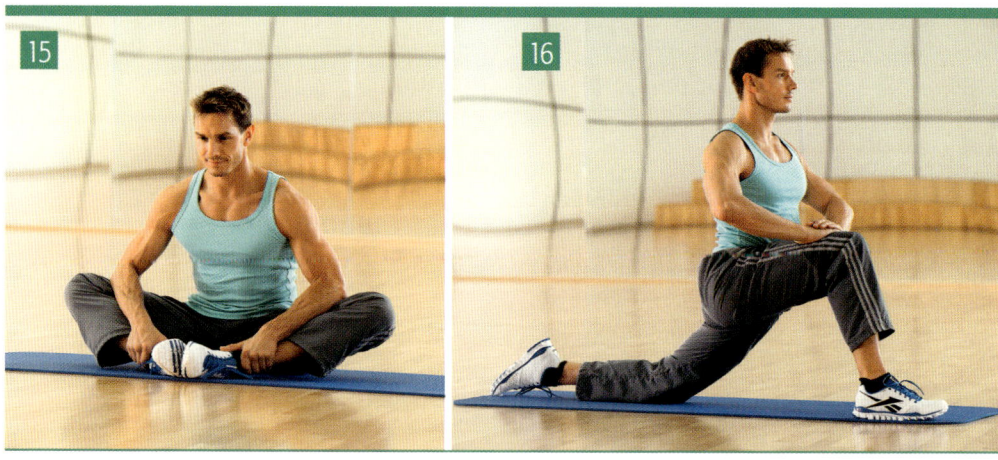

Regenerationsmaßnahmen

Regenerative Maßnahmen wirken der Erschöpfung, die durch Training oder alltägliche Belastungen entsteht, entgegen und leiten die Vergrößerung der Energiespeicher ein. Sie legen den Grundstein für eine verbesserte Trainingsleistung und eine allgemein erhöhte Belastbarkeit während des Alltags.

Allgemeines

Die regenerativen Maßnahmen beginnen mit dem bereits beschriebenen Cool-down am Ende einer jeden Trainingseinheit. In dieser Phase normalisieren sich Herzschlag und Atmung, die Energiespeicher werden aufgefüllt. Mit dem Cool-down beginnt die Erholung des Körpers. Oft wird es – sogar von erfahrenen Sportlern – als notwendiges Übel angesehen. Es hat jedoch eine ausgesprochen große Bedeutung und sollte niemals vernachlässigt werden!

Das Cool-down ist also der perfekte Abschluss des tatsächlichen Trainings und gleichzeitig der Anfang der Regenerationsphase. Es gibt zahlreiche weitere aktive und passive Regenerations- und Erholungsmaßnahmen. Wie weit jeder Einzelne diese in seiner trainingsfreien Zeit durchführen kann, ist sehr individuell und muss auf die persönlichen Bedürfnisse und Gegebenheiten abgestimmt werden. Eines gilt jedoch immer: Regeneration ist der Schlüssel zur Leistungssteigerung. In diesem Zusammenhang spricht man von *Superkompensation*.

Während sportlicher Belastung kommt es kontinuierlich zum Leistungsabfall. Nach dem Training, also während der Regenerations- und Erholungsphase, steigt die energetische Leistungsfähigkeit wieder an und schießt über das Ausgangsniveau hinaus. Diesen Prozess der überschießenden Wiederherstellung nennt man Superkompensation. Sie bezieht sich ausschließlich auf die trainingsbedingten Veränderungen des Energiestoffwechsels.

Zur kontinuierlichen Verbesserung des persönlichen Trainingszustandes ist es notwendig, aufeinander folgende Trainingseinheiten jeweils in die Phase der Superkompensation (Phase 3) zu legen. Bleiben weitere Trainingsbelastungen aus, wird allmählich wieder das Leistungsausgangsniveau erreicht. Wird eine neue Belastung

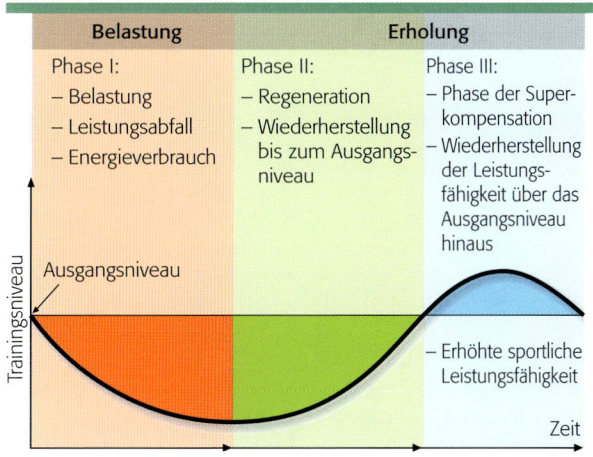

Prinzip der Superkompensation in 3 Phasen mit dem Trainingsziel der erhöhten Leistungsfähigkeit

in Phase 2, also zu früh, gesetzt, hat dies einen Leistungsabfall zur Folge. Geschieht dies permanent über einen gewissen Zeitraum, leidet nicht nur die Qualität des Trainings, sondern auch der ganze Körper mit seinen Organen und Regelkreisen. Deshalb müssen nach den einzelnen Trainingseinheiten Pausen eingelegt werden.

Anregungen für Ihr persönliches Erholungs- und Regenerationsprogramm

Sauna
Um den Kreislauf nicht zu sehr zu belasten, sollte der erste Saunagang frühestens 20 Minuten nach Beendigung des Haupttrainings erfolgen. Als Alternative zur finnischen Sauna bieten sich auch die Bio-Sauna oder das Dampfbad an.

Massage
Massagen wirken sehr entspannend auf den Körper und seinen Organismus. Ob Wellnes-

TIPP Keine Sportmassagen bei Muskelkater! Die verletzten Strukturen werden dadurch unnötigem Stress ausgesetzt, der Heilungsprozess wird verlangsamt.

oder Fitnessmassage, Partner- oder Selbstmassage, mit einem »Igelball« oder einem anderen Massagegerät, Shiatsu oder Fußreflexzonenmassage – alle Formen sind bestens zur Erholung und Entspannung geeignet. Noch wirksamer werden sie nach einem vorherigen Saunabesuch.

Regenerationsmaßnahmen zur Förderung des Bewusstseins
Um diese Maßnahmen durchzuführen, müssen Sie kein überzeugter Esoteriker sein. Viele namhafte Politiker, hochrangige Manager oder weltberühmte Schauspieler und Sportler wenden solche Methoden an, um sich fit zu halten und dem Alltags- oder Trainingsstress entgegenzuwirken. Einige Formen sind z. B. Tai-Chi, Qi Gong, Meditation oder Atemübungen. Sogar die deutsche Fußballnationalmannschaft fügt regelmäßig Yogaeinheiten in ihre Trainingsplanung mit ein.

Regenerationstraining
Das Regenerationstraining bietet sich vor allem nach intensiveren Trainingseinheiten an, kann jedoch auch jederzeit dazwischen geschoben werden. Ein Tag Trainingspause und stattdessen ein strammer Spaziergang oder lockeres Ergometertraining, das wirkt Wunder und fördert die Erholung.

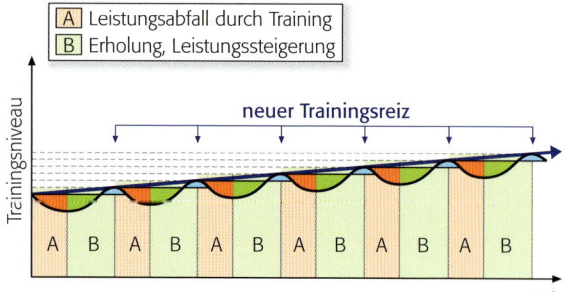

Leistungssteigerung bei richtig gesetztem erneutem Trainingsreiz

Trainingsprogramme

Trotz aller Hinweise und Formeln, die Sie bis hierhin erhalten haben, zählt am Ende nur eines: Haben Sie Spaß und Erfolg, dann sind Sie langfristig motiviert! Gestalten Sie Ihr Training nach Ihren persönlichen Wünschen und Zielen!

Bevor Sie beginnen!

Ein sehr gewissenhafter und sorgfältig arbeitender Trainer würde am liebsten gar nicht mehr aufhören, Ihnen alle Tipps, Hinweise, Regeln oder speziell für Sie ausgerichteten Trainingsmaßnahmen zu erläutern. Doch irgendwann wird es wahrscheinlich selbst dem geduldigsten Hantelsportler zu viel werden. Außerdem sind auch der Fähigkeit jedes Menschen, Informationen aufzunehmen, Grenzen gesetzt. »Wann fangen wir denn endlich an?«, wird sich der von einem Trainer betreute Sportler denken. Recht hat er!

An dieser Stelle soll jedem Ausführenden – egal mit welchem Wissensstand – empfohlen werden, einfach mit dem Training zu starten. Aber seien Sie behutsam, beginnen Sie langsam und verwenden Sie im Zweifelsfall immer das niedrigere Gewicht. Alle Informationen, die Ihnen dieses Buch vermitteln will, können Sie sich auch kontinuierlich in kleinen Schritten aneignen und somit Schritt für Schritt dazulernen und Ihr Training optimieren. Für die folgenden Empfehlungen nehmen Sie sich jedoch bitte noch einen Moment Zeit.

Bei bekannten orthopädischen oder internistischen Beschwerden und grundsätzlich ab einem Alter von 35 Jahren sollte vor Aufnahme des Hanteltrainings ein Arzt zurate gezogen werden, der nach einem gründlichen Check-up Ihre Eignung beziehungsweise Nichteignung für das Krafttraining mit Hanteln feststellt.

Trainieren Sie nicht bei fieberhaften Erkrankungen! Geben Sie Ihrem Körper genügend Zeit zu gesunden.

Vergessen Sie nicht, sich aufzuwärmen! Ein »Kaltstart« belastet Ihren Körper unnötig.

Für ein gesundheitsorientiertes Hanteltraining ist die vollkommene Erschöpfung der Muskulatur nicht notwendig und auch nicht ratsam. Das Belastungsempfinden sollte beim Gesunden »mittel« bis »schwer« sein, jedoch nicht an die Maximalleistung heranreichen.

Die Gewichtsempfehlung, angegeben in Prozent, orientiert sich immer an der Maximalleistung. Die Maximalleistung ist das höchstmögliche Gewicht in kg, welches bei einer bestimmten Übung mit einer bestimmten Wiederholungszahl in absolut korrekter Bewegungsausführung bewältigt werden kann (siehe »ILB-Test«, Seite 23).

Beispiel: Proband A trainiert nach Plan mit dem Ziel des Muskelaufbaus. Empfehlung: 10 Wiederholungen mit 70 % der Maximalleistung. Er schafft bei einer bestimmten Übung 10 korrekte Wiederholungen mit maximal 100 kg. Ab der

11. Wiederholung könnte er das Gewicht nur bewältigen, wenn er die Übung verfälschen würde (z. B. Schwung holen). Seine Maximalleistung (100 %), gemessen nach der ILB-Methode, beträgt also 100 kg. Da jedoch ein Training am Leistungslimit Leistungssportlern vorbehalten sein sollte, führt er die Übung nur mit 70 % seiner Maximalleistung aus, also 70 kg.

Die Angaben von Experten, Sportwissenschaftlern und aktiven Profis über Erholungspausen zwischen den einzelnen Sätzen gleicher Übungen differieren teilweise enorm. Diese Unterschiede betreffen alle Zielgruppen und ziehen sich über sämtliche Trainingsmethoden. Daher scheint der Rat unumgänglich, Erholungspausen zwar einzuhalten, ihre zeitliche Dauer jedoch auf das subjektive Gefühl auszurichten.

Nehmen Sie sich für jede Übung so viel Zeit, wie sie bei korrekter Ausführung in Anspruch nimmt. Fangen Sie niemals an zu hetzen! Unkontrolliert ausgeführte Bewegungen belasten den Körper unnötig. Falls Sie einmal weniger Zeit zum Trainieren haben, führen Sie besser weniger Übungen korrekt durch als zu viele schlampig oder zu schnell.

Vermeiden Sie ruckartige und abrupte Bewegungen! Alle Übungen werden in gleichmäßiger Bewegungsgeschwindigkeit und immer kontrolliert durch die Muskeln geführt. Trainieren Sie ohne Schwung und Ausweichbewegungen!

Treten Beschwerden oder Schmerzen auf, beenden Sie die Übung! Probieren Sie als Alternative eine andere Übung oder lassen Sie sich gegebenenfalls von einem Arzt untersuchen.

Vermeiden Sie Pressatmung! Atmen Sie immer gleichmäßig, am besten bei konzentrischer (überwindender, Muskel wird kürzer) Muskelarbeit ausatmen, bei exzentrischer (nachlassender, Muskel wird länger) Muskelarbeit einatmen.

Für das Muskeltraining mit Hanteln empfiehlt es sich, bezüglich einer allmählichen Trainingssteigerung folgende methodische Reihenfolge einzuhalten:
1. Erhöhung der Trainingshäufigkeit,
2. Erhöhung des Trainingsumfangs,
3. Erhöhung der Trainingsintensität.

Ganzkörper-Trainingsprogramme für Einsteiger

Wichtige Hinweise (1. Trainingsplan)
Das Warm-up vor jeder Trainingseinheit besteht aus einem lockeren, etwa 10-minütigen Cardiotraining.

Gilt eine bestimmte Übung nur für eine Körperhälfte, vergessen Sie nicht, auch die andere zu trainieren. Ein Satz besteht dann aus zwei Durchgängen: je einer für die rechte und die linke Seite.

Sind Ihnen bestimmte Übungen unangenehm oder können Sie manche Bewegungen nicht durchführen, wählen Sie selbstständig eine geeignete Ersatzübung.

Für den Stretchingteil im Cool-down wählen Sie die jeweils empfohlenen Übungen, welche ab Seite 108 beschrieben sind.

Wichtige Hinweise (2. Trainingsplan)

Anhand der Satzzahl, der Wiederholungszahl und des Gewichts können Sie erkennen, dass die Trainingsbelastung gegenüber dem 1. Trainingsplan ansteigt. Gestalten Sie diese Erhöhung entsprechend Ihrem persönlichen Leistungsvermögen nach folgender Reihenfolge:
1. Erhöhung der Wiederholungszahl
2. Erhöhung der Satzzahl
3. Erhöhung des Gewichts.

Eine Erhöhung der Trainingsbelastung ist nicht zwingend notwendig! Wenn Sie sich noch nicht so weit fühlen, verlängern Sie die Phase der Orientierung (1. Trainingsplan) und steigern Ihre Belastung erst dann, wenn Sie dazu bereit sind.

Wichtige Hinweise (3. Trainingsplan)

Bei den Übungen, die im Trainingsplan neu aufgenommen werden und tatsächlich durch neue Bewegungsmuster gekennzeichnet sind, wird empfohlen, die Gewichtsbelastung mit 50% ILB zu beginnen. Dies spricht zwar nicht unbedingt für das Prinzip der Steigerung der Trainingsintensität in dieser Trainingsphase, doch der Vergleich mit einem neuen Auto, an dessen Fahrverhalten man sich auch erst langsam gewöhnen muss, erklärt vielleicht diesen Rat. Wenn Sie sich mit den neuen Übungen bezüglich der einwandfreien Bewegungsausführung fit fühlen und keine Beschwerden auftreten, können Sie schon in der 2. oder 3. Trainingseinheit die Intensität an die anderen, Ihnen schon bekannten Übungen angleichen.

Vergessen Sie nicht den Hinweis, den ohne Ausnahme alle Profis gerne geben: Im Zweifelsfalle immer das niedrigere Gewicht wählen! Gehen Sie mit gutem Beispiel voran und seien Sie Vorbild für Anfänger, die Sie mit Sicherheit stets mit einem Auge beobachtet werden und häufig genau das nachmachen, was Sie gerade tun.

1. Trainingsplan, gültig für Woche 1 bis 3

Trainingsmethode: Kraftausdauertraining/Orientierungsphase, 1- bis 2-mal pro Woche
Organisationsform: Stationstraining

Muskelbereich	Übung	Satzzahl	Wiederholungen	Gewicht nach ILB
Bauch	Nr. 32 Crunch gerade mit Kurzhantel	2	15–20	50%
Rücken	Nr. 1 Rumpfheben in Bauchlage mit Kurzhantel	2	15	50%
Rücken	Nr. 2 Diagonalzug in Bauchlage mit Kurzhanteln	2	15	50%
Schultern	Nr. 14 Seitheben mit Kurzhanteln	2	15	50%
Arme	Nr. 18 Armcurl stehend mit Kurzhanteln	2	15	50%
Arme	Nr. 23 Kick-back mit Kurzhantel	2	15	50%
Brust	Nr. 28 »Fliegende« mit Kurzhanteln	2	15	50%
Beine	Nr. 35 Kniebeuge im Ausfallschritt mit Kurzhanteln	2	15	50%

2. Trainingsplan, gültig für Woche 4 bis 6

Trainingsmethode: Kraftausdauertraining, 2-mal pro Woche
Organisationsform: Stationstraining

Muskel-bereich	Übung	Satzzahl	Wieder-holungen	Gewicht nach ILB
Bauch	Nr. 32 Crunch gerade mit Kurzhantel	3	20	50–60%
Rücken	Nr. 1 Rumpfheben in Bauchlage mit Kurzhantel	2–3	15–20	50–60%
Rücken	Nr. 2 Diagonalzug in Bauchlage mit Kurzhanteln	2–3	15–20	50–60%
Schultern	Nr. 14 Seitheben mit Kurzhanteln	3	20	50–60%
Arme	Nr. 18 Armcurl stehend mit Kurzhanteln	3	20	50–60%
Arme	Nr. 23 Kick-back mit Kurzhantel	3	20	50–60%
Brust	Nr. 28 »Fliegende« mit Kurzhanteln	2–3	20	50–60%
Beine	Nr. 35 Kniebeuge im Ausfallschritt mit Kurzhanteln	3	15–20	50–60%

3. Trainingsplan, gültig für Woche 7 bis 12

Trainingsmethode: Kraftausdauertraining, 2- bis 3-mal pro Woche
Organisationsform: Stationstraining

Muskel-bereich	Übung	Satzzahl	Wieder-holungen	Gewicht nach ILB
Bauch	Nr. 31 Seitbeugen mit Kurzhantel	2	15–20	50–70%
Bauch	Nr. 32 Crunch gerade mit Kurzhantel	2–3	15–20	60–70%
Rücken	Nr. 2 Diagonalzug in Bauchlage mit Kurzhanteln	2–3	20	60–70%
Rücken	Nr. 5 Einarmiges Rudern vorgebeugt mit Kurzhantel	2–3	15–20	50–70%
Schultern	Nr. 12 Schulterdrücken mit Kurzhanteln	2–3	15–20	50–70%
Arme	Nr. 19 Armcurl stehend mit SZ-Hantel	3	20	50–70%
Arme	Nr. 22 Stirnpressen mit Langhantel	2–3	15–20	50–70%
Brust	Nr. 28 »Fliegende« mit Kurzhanteln	3	20	60–70%
Beine	Nr. 35 Kniebeuge im Ausfallschritt mit Kurzhanteln	3	20	60–70%
Beine	Nr. 36 Abduktion in Seitlage mit Langhantel	2	15–20	50–70%
Beine	Nr. 37 Adduktion in Seitlage mit Langhantel	2	15–20	50–70%

Trainingsprogramm Body-Styling

Wichtige Hinweise

Wie bereits erwähnt, ist für Body-Styler die Gewichtsreduzierung oftmals ein wichtiger Grund, warum sie mit dem Fitnesstraining beginnen. Neben dem Training für die Muskulatur ist deshalb das Cardiotraining von großer Bedeutung. Lesen Sie dazu auch das Kapitel »Training für die Körperformung« (Seite 31).

Planen Sie mindestens einmal in der Woche zusätzlich ein umfassendes Ganzkörpertraining, vor allem dann, wenn Ihr Hauptziel nur auf die Formung bestimmter Körperzonen beschränkt ist! Somit verhindern Sie, dass Ihr Training ungleichmäßig auf den Körper verteilt wird und Ursache für muskuläre Dysbalancen sein kann.

Circuit-Trainingsprogramm

Wichtige Hinweise

Das Circuit- oder Kreistraining hat zum Ziel, den ganzen Körper muskulär zu beanspruchen und den Trainingspuls während des Hauptteils auf erhöhtem Niveau zu halten.

Bei bestehenden Kreislaufbeschwerden sollten nur Übungen im Stand gewählt werden, um einen stetigen Wechsel von Stand- und Liegepositionen zu vermeiden.

Die Bewegungsgeschwindigkeit der Übungen ist höher als beim klassischen Stationstraining. Die Pausen entstehen durch den Stationswechsel.

Das Kreistraining kann auch als Intervalltraining gestaltet werden. Hierbei wechselt man in

Trainingsplan Body-Styling

Trainingsmethode: Kraftausdauertraining, 2- bis 4-mal pro Woche
Organisationsform: Stationstraining

Muskel-bereich	Übung	Satzzahl	Wieder-holungen	Gewicht nach ILB
Bauch	Nr. 32 Crunch gerade mit Kurzhantel	2–3	15–30	30–65 %
Rücken	Nr. 2 Diagonalzug in Bauchlage mit Kurthanteln	2–3	15–30	30–65 %
Gesäß	Nr. 41 Beckenlift in Rückenlage mit Kurzhantel	2–3	15–30	30–65 %
Gesäß	Nr. 40 Beinheben reverse mit Kurzhantel	2–3	15–30	30–65 %
Brust	Nr. 28 »Fliegende« mit Kurzhanteln	2–3	15–30	30–65 %
Arme	Nr. 19 Armcurl stehend mit SZ-Hantel	2–3	15–30	30–65 %
Arme	Nr. 23 Kick-back mit Kurzhantel	2–3	15–30	30–65 %
Beine	Nr. 35 Kniebeuge im Ausfallschritt mit Kurzhanteln	2–3	15–30	30–65 %
Beine	Nr. 36 Abduktion in Seitlage mit Langhantel	2–3	15–30	30–65 %
Beine	Nr. 37 Adduktion in Seitlage mit Langhantel	2–3	15–30	30–65 %

Circuit-Trainingsprogramm

Trainingsmethode: Kraftausdauertraining
Organisationsform: Kreistraining mit Vorgabe der Wiederholungszahl

Muskel-bereich	Übung	Satzzahl	Wieder-holungen	Gewicht nach ILB
Beine	Nr. 35 Kniebeuge im Ausfallschritt mit Kurzhanteln	1	15–30	30–65 %
Schultern	Nr. 14 Seitheben mit Kurzhanteln	1	15–30	30–65 %
Bauch/Taille	Nr. 31 Seitbeugen mit Kurzhantel	1	15–30	30–65 %
Brust	Nr. 26 Bankdrücken mit Kurzhanteln	1	15–30	30–65 %
Beine	Nr. 38 Wadenheben im Stehen mit Kurzhantel	1	15–30	30–65 %
Arme	Nr. 18 Armcurl stehend mit Kurzhanteln	1	15–30	30–65 %
Rücken/Nacken	Nr. 6 Rudern aufrecht mit SZ-Hantel	1	15–30	30–65 %
Bauch/Taille	Nr. 32 Crunch gerade mit Kurzhantel	1	15–30	30–65 %
Arme	Nr. 21 Armstrecken über Kopf mit Kurzhantel	1	15–30	30–65 %

einem bestimmten Rhythmus die Trainings-form, z. B.

- 2–3 Kraftübungen, je 45 Sekunden
- 5 Minuten Cardiotraining
- 2–3 Kraftübungen
- 5 Minuten Cardiotraining usw.

Es ist auch möglich, dass Sie statt der Wiederholungszahl eine Ausführungszeit von 30–60 Sekunden je Übung einplanen.

Trainingsprogramm für Fortgeschrittene, 2er-Split

Wichtige Hinweise
Zum Split-Training sollte der Ausführende erst dann übergehen, wenn die Möglichkeiten des Ganzkörpertrainings voll ausgeschöpft sind, das heißt, wenn das gewünschte Trainingsziel mit einem Ganzkörpertraining nicht mehr erreicht werden kann.

Die Aufteilung der zu trainierenden Muskelgruppen und die Übungsauswahl muss jeder fortgeschrittene Hantelsportler für sich selbst festlegen. Die Anzahl der Übungen kann nach Belieben erweitert oder verändert werden.

Beim »Splitten« gibt es viele Möglichkeiten. Fragen Sie doch geübte Sportler nach ihren Erfahrungen und kombinieren Sie deren Trainingsvarianten mit Ihrem eigenen Wissen aus der Trainingslehre des Kraftsports und dem persönlichem Know-how, welches Sie sich sicher im Laufe Ihrer Fitnesskarriere zur Genüge angeeignet haben.

2er-Split, Trainingsprogramm A

Trainingsmethode: Muskelaufbautraining
Organisationsform: Stationstraining

Muskel-bereich	Übung	Satzzahl	Wieder-holungen	Gewicht nach ILB
Rücken	Nr. 10 Rumpfaufrichten mit Langhantel	3–6	8–12	70–80%
Rücken	Nr. 6 Rudern aufrecht mit SZ-Hantel	3–6	8–12	70–80%
Brust	Nr. 26 Bankdrücken mit Kurzhanteln	3–6	8–12	70–80%
Brust	Nr. 28 »Fliegende« mit Kurzhanteln	3–6	8–12	70–80%
Schulter	Nr. 13 Nackendrücken mit Langhantel	3–6	8–12	70–80%
Schulter	Nr. 15 Frontheben mit Kurzhanteln	3–6	8–12	70–80%
Bauch	Nr. 32 Crunch gerade mit Kurzhantel	3–6	8–12	70–80%
Bauch	Nr. 33 Crunch schräg mit Kurzhanteln	3–6	8–12	70–80%

2er-Split, Trainingsprogramm B

Trainingsmethode: Muskelaufbautraining
Organisationsform: Stationstraining

Muskel-bereich	Übung	Satzzahl	Wieder-holungen	Gewicht nach ILB
Beine	Nr. 34 Kniebeugen mit Langhantel	3–6	8–12	70–80%
Beine	Nr. 39 Wadenheben sitzend mit Langhantel	3–6	8–12	70–80%
Gesäß	Nr. 40 Beinheben reverse mit Kurzhantel	3–6	8–12	70–80%
Gesäß	Nr. 41 Beckenlift in Rückenlage mit Kurzhantel	3–6	8–12	70–80%
Arme/Oberarme	Nr. 19 Armcurl stehend mit SZ-Hantel	3–6	8–12	70–80%
Arme/Oberarme	Nr. 20 Konzentrationscurl mit Kurzhantel	3–6	8–12	70–80%
Arme/Oberarme	Nr. 22 Stirnpressen mit Langhantel	3–6	8–12	70–80%
Arme/Oberarme	Nr. 21 Armstrecken über Kopf mit Kurzhantel	3–6	8–12	70–80%

Trainingsprogramm für Fortgeschrittene, Pyramidenmethode

(am Beispiel 2er-Split, Trainingsprogramm B)

Wichtige Hinweise

Im Pyramidentraining kann der erste Satz auch mit 70 % ILB begonnen werden. Dementsprechend endet der letzte Satz bei 90 % ILB.

Bei der spitzen Pyramide endet der letzte Satz bei 95–100 % ILB. Entsprechend der dynamischen Intensitätssteigerung muss die Gewichtsbelastung vom ersten Satz an kontinuierlich angepasst werden.

Bei allen Variationen des Pyramidentrainings empfiehlt sich ein Aufwärmsatz mit niedrigem Gewicht (45–50 % ILB) und vielen Wiederholungen (20–30), um die Gelenkknorpel vorzubereiten und Verletzungen vorzubeugen. Der Aufwärmsatz kann natürlich auch schon dem ersten Trainingssatz innerhalb der Pyramide entsprechen.

Pyramiden-Trainingsprogramm

Trainingsmethode: Muskelaufbautraining, stumpfe Pyramide
Organisationsform: Stationstraining

Muskelbereich	Übung	1. Satz	2. Satz	3. Satz	4. Satz	5. Satz
		Wiederholungen/Gewicht nach ILB				
Beine	Nr. 34	12/60 %	10/65 %	8/70 %	6/75 %	5/80 %
Beine	Nr. 39	12/60 %	10/65 %	8/70 %	6/75 %	5/80 %
Gesäß	Nr. 40	12/60 %	10/65 %	8/70 %	6/75 %	5/80 %
Gesäß	Nr. 41	12/60 %	10/65 %	8/70 %	6/75 %	5/80 %
Arme/Oberarme	Nr. 19	12/60 %	10/65 %	8/70 %	6/75 %	5/80 %
Arme/Oberarme	Nr. 20	12/60 %	10/65 %	8/70 %	6/75 %	5/80 %
Arme/Oberarme	Nr. 22	12/60 %	10/65 %	8/70 %	6/75 %	5/80 %
Arme/Oberarme	Nr. 21	12/60 %	10/65 %	8/70 %	6/75 %	5/80 %

Kopiervorlage: Standard-Trainingsplan

Trainingsplan

gültig von:	bis:			
Muskelbereich	Übung	Satzzahl	Wiederholungen	Gewicht nach ILB

Besondere Bemerkungen

Stichwortverzeichnis

Literatur

Boeck-Behrens, W.-U./Buskies, W.: Fitness-Krafttraining. rororo, 2000

Delavier, F.: Der neue Muskel Guide. BLV, 2011

Ehlenz, H./Grosser, M./Zimmermann, E.: Krafttraining. BLV, 2003

Faller, A.: Der Körper des Menschen. Thieme, 2012

Gehrke, T.: Sportanatomie. Nikol, 2009

Geiger, L. V.: Gesundheitstraining. BLV, 2003

Mühlfriedel, B.: Trainingslehre. Diesterweg, 1991

Weineck, J.: Optimales Training. Spitta, 2009

Weineck, J.: Sportbiologie. Spitta, 2009

Über den Autor

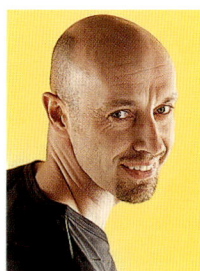

Wolfgang Mießner, Jahrgang 1965, ist staatlich geprüfter und diplomierter Sport- und Gymnastiklehrer, ausgebildeter Aerobic-Instructor und Fitnesslehrer. Seit mehr als 20 Jahren arbeitet er auf dem Fitness- und Gesundheitssektor im Bereich Gruppen- und Personaltraining, Organisation und Management. Viele Jahre war er an einer Berufsfachschule für Gymnastik und Sport als Ausbilder tätig. Auf etlichen Schulungen und Veranstaltungen und in zahlreichen Kursen gibt er seine praktischen und theoretischen Sachkenntnisse an ambitionierte Laien und professionelle Mitarbeiter mit großem Engagement weiter. Er hat bereits mehrere Bücher über Themen des Fitness- und Gesundheitssports geschrieben.

Impressum

Bibliografische Information der Deutschen Nationalbibliothek

Die Deutsche Nationalbibliothek verzeichnet diese Publikation in der Deutschen Nationalbibliografie; detaillierte bibliografische Daten sind im Internet über http://dnb.d-nb.de abrufbar.

3. Auflage, Neuausgabe

BLV Buchverlag GmbH & Co. KG

80797 München

© 2014 BLV Buchverlag GmbH & Co. KG, München

Bildnachweis:
Alle Fotos von Ulli Seer
Grafiken: Jörg Mair, München

Umschlagkonzeption: Kochan & Partner, München
Umschlagfotos:
    Titelbild: Gettyimages/Mehmed Zelkovic
    Rückseite: Ulli Seer

Lektorat: Stella Rahn
Herstellung: Angelika Tröger
Konzeption Innenteil: Kochan & Partner, München
Layout: Uhl + Massopust GmbH, Aalen

Gedruckt auf chlorfrei gebleichtem Papier

Printed in Germany
ISBN 978-3-8354-1229-3

Hinweis
Das vorliegende Buch wurde sorgfältig und nach neuesten Erkenntnissen der Wissenschaft erarbeitet. Dennoch erfolgen alle Angaben ohne Gewähr. Weder Autor noch Verlag können für eventuelle Nachteile oder Schäden, die aus den im Buch gegebenen praktischen Hinweisen resultieren, eine Haftung übernehmen.

Das maßgeschneiderte Programm

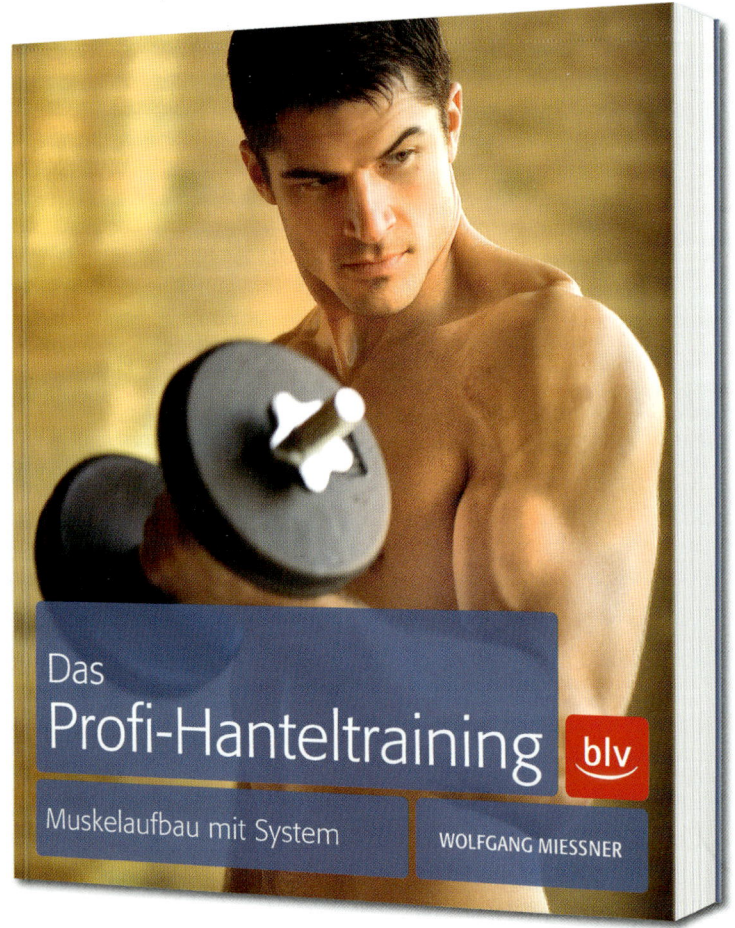

Wolfgang Mießner
Das Profi-Hanteltraining
Belastung genau dosieren – ein individuelles Trainingsprogramm
professionell zusammenstellen · Das Basiswissen: korrekt und
effektiv trainieren · Übungen für alle Körperbereiche und Kombi-
Übungen, die mehrere Muskelgruppen in kurzer Zeit gleichzeitig
trainieren · Ausrüstung, Anatomie, Trainingsplanung und -steuerung.
ISBN 978-3-8354-1012-1